遺伝子検査のモラル

田口淳一　青木美保
JUNICHI TAGUCHI　MIHO AOKI

MORAL CONSCIOUSNESS IN GENETIC TESTING

フィギュール彩Ⅱ
❼
figure Sai

彩 流 社

はじめに——遺伝子はすごい

遺伝情報の基となるゲノムを構成するのは、ＤＮＡ二重らせんです。二重らせんの直径は2ナノメートル（nm＝10億分の1m）で、らせんの1回転で10塩基対となり、その長さは3・4ナノメートルです。1組のゲノムは30億塩基の対で成り立っていますので、総延長は約1mです。直径が1／100㎜のごく小さな1個の細胞の中のもっと小さな核の中に2組のゲノム、つまり2mものＤＮＡ二重らせんの糸が入っているなんて、生物の35億年の進化と遺伝子の仕組みは、すごいことだと思いませんか？

ではこれを直径1㎜の目に見える糸にしてみましょう。ごく短い1・7㎜のらせん1回転に10塩基の対があります。拡大鏡で見たら塩基の対の内容がわかるでしょう。これで考えると、ゲノム全長は何メートルになるかわかりますか？　なんと50万m、つまり500㎞になります。東京―大阪間です。

現在、全ゲノム解析は普通にできるようになってきています。つまり人は1㎜に6塩基ある糸を細かく見ながら解析し、東京から大阪まで行くという超離れ技を楽々と達成しているのです。全ゲノムの解析価格は、2001年には105億円だったのが、現在は10万円にまで下がってきており、これから1万円にまでなるのも時間の問題ではないかといわれています。その間に技術もさらに進むことでしょう。

遺伝にはＤＮＡだけでなくコロナウイルスで有名になったＲＮＡなどいろいろな仕組みがかかわっています。しかし解読できたＤＮＡでも、現在、機能がわかっている部分は2％程度にすぎないともいわれています。遺伝子解析は急速に進んできましたが、こんなに複雑な遺伝システムの内容をすぐに完全に理解できるはずがありません。

とはいえ、実際にはお手軽に自分の遺伝子の一部を解析できるサービスが始まっています。気軽な気持ちで受けても、結果によっては予想外の気持になったり、血縁のある人に影響が出るかもしれません。ですから遺伝子検査に興味がある人は、先に遺伝学の基本、つまり良いことや注意すべきことの要点だけでも知っておくことが大事だと思います。

遺伝学には、人の選別にかかわった優生学という負の歴史もありました。しかし疾患の予防につながる可能性という光の側面もあります。遺伝に関する正解のない議論は多く、自分でいろいろ探して考える必要があります。

この本では、参考できるウェブサイトや論文などにすぐにアクセスできるように二次元バーコードでも示しています。ぜひとも遺伝学の世界をどんどん探索して考えてください。

また遺伝医療の現場の先生の悩みや考え方もインタビューをもとにまとめていただいています。読んでいただければ、遺伝倫理の本質がつかめると思います。

田口淳一

2023年2月

目次◉『遺伝子検査のモラル』

第3章　がんゲノム医療　48

第4章　遺伝子の働きを決めるしくみ、エピジェネティックス（エピゲノム）　56

第5章　ゲノム薬理学とＨＬＡ検査　63

第6章　全ゲノム検査と常染色体優性遺伝疾患の未発症者診断　83

第Ⅱ部　遺伝子検査、受けますか？〈青木美保〉

第10章　出生前診断、受けますか？　207

第Ⅰ部

遺伝子検査のモラルを考えるためのガイド

〈田口淳一〉

第1章　DTC遺伝子検査

最近ではテレビやネットでお手軽な遺伝子検査（DTC）が一般の人にも入手できるようになっています。便利である一方、「検査の結果の意味が分からない」というような問題も起きています。

この章ではDTCの問題を考えていきましょう。

どこでも買える遺伝子検査（DTC）

◉質問「直接ウェブで申しこめる遺伝子検査は便利なのに、何が問題なのですか?」

次のような会話を皆さんはどう思いますか?

「私の友人が、家族にがんや心筋梗塞が多いと心配しています」

「健康雑誌で見たのですが、がんや心筋梗塞などの3大成人病から、アルツハイマー病までカバーしている遺伝子検査が3万円前後で買えるみたいですね」

「友人の助けになると思ってプレゼントしようと考えています」

「健康保険組合が遺伝子検査を給付してくれると良いと思います」

遺伝子検査はネットや雑誌からオーダーできる時代になってきました。スポーツジムなどでも注文できるようになってきています。このように、遺伝に詳しい医師や認定遺伝カウンセラーに相談しなくても申し込める遺伝子検査をDTC（direct to consumer）と言います。これは消費者直結型という意味で、主に病気が疑われた人を対象とし、遺伝専門家の手を介する検査とは異なります。これをあえて例えると、風邪薬をチェーン店のドラッグストアで買うことと、扁桃炎になったので医療機関で抗生物質の処方箋を出してもらってから調剤薬局で買うことの違いのようなものです。

では、このまま薬の例えで考えてみましょう。なぜ総合感冒薬はチェーン店のドラッグストアで買えるのに、同じようにすぐに使いたい抗生物質は買えないのでしょう？　喉がすごく痛くなったらすぐにでも抗生物質を飲みたいと思いませんか？

それは薬の使用上の注意について、専門家でないと判断が難しいからです。「劇薬」という言葉があります。効く薬は毒にもなりうるのです。ドラッグストアで購入できる薬も増えてきましたが、これは処方薬となって時間がたち、その安全性や注意点などが明確になったので医師を介さなくても良いと判断されてきたからです。それでも注意が必要なものはランク付けされて、薬剤師が説明をしてからでないと買えない薬があります。

ある国では基本的な抗生物質も薬局で直接購入できます。「万能薬」と思われていて、すぐに服用する人が多いそうです。それでどうなったでしょう。たいていは問題ありません。でも本当なら病院に行って診てもらったなら、重症で初めからしっかりした点滴の抗生物質を使うべき肺炎の患者さんが、飲み薬だけでいよいよ重症になってから病院に救急搬送される場合もあります。国全体で見ると、抗生物質の乱用でその抗生物質が効かない耐性菌が増えていきます。それはその一国ではなく、世界中に広がっていくのです。このように考えると、なぜ抗生物質が医師の処方になっているのかわかると思います。

遺伝子検査の話に戻します。遺伝学は急速に進歩しました。薬の開発と比べると何十倍も速いスピードです。世界中で研究されて日進月歩で情報が蓄積されています。大変有効な結果が出て、がんの特効薬につながった研究もあります。また病気を遺伝的に解析して治療方針を決めることができるようになった研究も数多くあります。

でも研究で分析できたと思われる大多数の遺伝子は、実際の体の中での働きや病気との関わり合いという意味ではまだまだ分かっていません。それ以上に、ほとんどの遺伝子に関してわかっているのは、ごく一部しかないと言ってもいいでしょう。薬の安全性・有効性が十分に検討され、かつ続けられている状況とは大きく異なります。つまり「ドラッグストア」で扱ってよいのか、「劇薬」なのかがまだはっきりしていないものがまだまだ判断されきっていないのです。

ですから遺伝子検査情報をＤＴＣ（消費者直結型）つまり「ドラッグストア」で簡単に扱うことに慎重になるのです。

DTC遺伝子検査で注意すること（付章①②③参照）

DTC遺伝子検査は、病気を診断する検査ではなく、病気になるリスクがどのくらい高くなるか「その確率」を示しているだけです。

メーカーによってリスクの計算方法が異なるので、同じ遺伝子を検査しても結果が異なる可能性があります。実際に数社の会社の検査を受けて比べた人もいました。

結果について質問があっても、医師がオーダーした検査ではないので、答えることはできません。検査会社に聞く必要があります。たとえば、アルツハイマー検査の結果などが出たら、ショックを受けるかもしれません。本来なら自分にとっての意味を医師にじっくりと確認したいと思う項目ですから、検査会社に問い合わせるだけのサポート体制では十分とは言いかねます。

遺伝学の進歩は早いので、検査結果の意味合いが将来変わるかもしれません、そのような情報提供も重要です。

また安易に受けてしまうことで、知りたくないことを聞く羽目になるかもしれません。「なかったこと」には出来ません。他人から勧められたなどの軽い理由で検査するのは止めましょう。

結果によっては、家族や親族に知らせる必要があるなど、家族関係に影響する可能性があります。子どもに無理に検査を受けさせてはいけません。大人になって自分で決める必要があります。

DTC検査で一般の人に遺伝医学を知らせて、遺伝医学のすそ野を広げるという肯定的な考えもありますが、検査会社が費用をとってあなたの検査結果を薬品開発などの商業目的で利用することもあります。会社自体が吸収合併されることもあり得ます。遺伝データの使用方法も含めて注意深く考えることが必要です。

最大のＤＴＣ遺伝子検査会社、23andMe 社の挫折と再起

23andMe《トゥエンティースリーアンドミー》社は、Googleが出資し起業した遺伝子解析会社です。２００７年に心臓病・がん・アルツハイマー病などの疾患にかかるリスクやアルコール代謝などの体質を含む２５４項目の唾液検体による遺伝子検査を、ウェブやテレビを通じて大々的に宣伝し販売を開始しました。検査自体の価格は安く、集めたゲノムデータを薬剤開発などの研究に売ることで利益を得る商売です。ゲノムとは、細胞内の遺伝子全体のことです。

しかし２０１０年6月、日本の厚労省にあたるＦＤＡ（Food and Drug Administration＝米国食品医薬品局）が、23andMe社に、そのサービスは医療機器に該当すると警告しました。同じ時期に日本人類遺伝学会から「一般市民を対象とした遺伝子検査に関する見解」という注意喚起の文章も出されました。その後にＦＤＡと23andMe社との間で14回以上の面談と１００回以上の電子メールをやり取りするも改善がなかったとのことで、２０１３年11月、ＦＤＡが23andMeのサービス中止命令を出しました。

理由は、唾液採取キットは疾患の診断・予防などを目的とし、法律で規制される医療機器に相当すること。ＦＤＡの未承認サービスであり、遺伝子検査の結果が間違っていた場合や、検査結果が消

費者に適切に理解されなかった場合は、不要な検査を受けたり、必要な検査や治療を中断するなどの深刻な健康上の問題が生じる可能性があるということです。ただし、今までの顧客には自分の祖先を調べる検査と、遺伝子配列の分析結果のみ、つまり意味づけしていない元のデータのみの提供は許可しました。

この命令はすべての遺伝子検査会社に衝撃を与え、DTC検査に関する批判が噴出しました。

しかし、その後も23andMe社はめげることなく、英国・カナダで販売し、その方針を変更しました。

2015年2月、FDAは23andMe社に、免疫不全とがん多発が特徴的なブルーム症候群に関して、対象をアシュケナージ系ユダヤ人限って、常染色体劣性遺伝保因者をチェックする目的のDTC遺伝子検査を許可しました。

その後に順次FDAに申請を通し、現在では対象の病気が多い集団の人種を特定して、検査対象を絞ったうえで、次の疾患の遺伝子検査を再開しています。価格はなんと199ドルと低価格です。

(1)成人発症疾患

遺伝性乳がん卵巣がん症候群、加齢性黄斑変性症、遅発性アルツハイマー病、パーキンソン病など。

(2)祖先

これがユニークですが、祖先の由来、父親家系、母親家系、ネアンデルタール人由来の遺伝子、

DNAが近似した人を探すツールなどです。

(3)体質

アルコール潮紅反応、カフェイン消費、熟睡傾向、遺伝性の体重傾向、乳糖不耐症、筋肉組成、飽和脂肪酸と体重の関係、睡眠時の体動。

(4)常染色体劣性遺伝保因者検査

前記のように対象人種を特定して44疾患を含みます。第7章でくわしく述べます。劣性遺伝とは、両親からそれぞれもらった2つの遺伝子ともに同じ遺伝子変異がある場合などに病気が発症します。片親から遺伝子変異をもらっただけでは発症しませんが、遺伝子変異を持っているので保因者と言います。両親が同じ遺伝子変異を持っている保因者であると、子どもが病気を発症する確率は25%あります。ある人種や集団でこの保因者が多いと、両親ともに保因者である確率も高くなるので、子どもが病気になる確率も高まります。

ただしこの検査の結果によっては、結婚や妊娠、出産の決定に対して影響が出るので、大変に微妙な問題であることが分かります。

(5)特徴

音感、アスパラガスの匂い感知、黒髪（男性のみ）、禿頭（男性のみ）、苦み知覚、えくぼ、コリアンダーの味覚（プラスチック味に感じる人がいます）、あごの縦の割れ目、耳介《じかい》の形、若年性脱毛症（男性のみ）、耳垢のタイプ、目の虹彩の色、高所恐怖症、指の長さの比率、そばかす、太陽光にあたった時の毛髪の光り方、頭髪の質、頭髪の太さ、頭髪の色の濃さ、音嫌悪症、蚊に刺されやすさ、新生児の際の頭髪、光くしゃみ反応、赤い髪、皮膚の色素沈着、甘からの好み、拇指（足）の長さの比、一本眉、起床時間、富士額。

このように23andMe社の検査は祖先、体質、特徴など興味深い項目を多く持っています。これらは非医療分野と考えられています。23andMe社は医療分野では常染色体劣性遺伝保因者などのすぐには本人の健康に影響しない項目から認可を取り始め、最近は成人発症疾患など本人の健康に関係する項目を含むようになってきました。

その中で遅発性アルツハイマー病はどの人種にも関係し、高齢になって出てくるので、すべての人に関わってくる項目です。他の会社の遺伝子検査にもほぼ必ず含まれています。

しかし遅発性アルツハイマー病の結果の説明は医師でさえ一番苦労する項目なので、医師が関与しないDTC遺伝子検査では、正しい理解が得られるかどうか大変疑問です。

この中で一番議論になったのは、アシュケナージ系ユダヤ人対象の遺伝性乳がん卵巣がん症候群に関係するBRCA1《ビーアールシーエーワン》／BRCA2《ツー》遺伝子の3つの遺伝子変異（バリアントともいわれます）の解析についてでした。

遺伝性乳がん卵巣がん症候群は代表的な家族性腫瘍症候群であり、メンタル面のサポートも含めて必ず専門家による遺伝カウンセリングを受ける必要があると言われています。

23andMe社のサービスに対し、もちろんすぐに次のような批判が出てきました。

「この検査は乳がん卵巣がんのリスクに関する決定的な結論となるものではなく、また乳がん卵巣がん検診に代わるものでもない」

「これで検査される3つの遺伝子多型は、BRCA1／BRCA2遺伝子で知られている1000近くの遺伝子多型のごく一部でしかない」

「検査が陰性であったからと言って乳がん卵巣がん症候群のリスクが否定されたわけではなく、この検査で対象ではないアシュケナージ系ユダヤ人以外が受けた場合には、リスクがないという虚偽の安心感を与えるおそれがある」

しかしながらなぜFDAは許可したのでしょうか。

それはアシュケナージ系ユダヤ人が非常に特殊な集団であり、遺伝性乳がん卵巣がん症候群の発症率が高いことが関係しています。なんとこのグループでは遺伝子のその3つの遺伝子変異（バリアント）は40人に1人の割合で検出され、女性では70歳までに乳がんになるリスクが85％と高率です。またこの集団では皆さんの遺伝学的な知識（遺伝リテラシー）が非常に高く、検査が陽性ならどの専門家に相談すれば良いかなども知っているので、DTC遺伝子検査など安価な検査でも検査を受ける機会が増える方が、集団としての健康の利益になると判断されたからです。

23andMe社は200万人以上におよぶ顧客を持っており、その80％以上がデータを研究に使うことに同意しているそうです。そのようにして同社は売り物になる莫大なゲノムデータを持っているのです。

またより積極的な臨床試験も計画しています。2018年1月の発表によると、同社の既存顧客から10万人の有志の被験者を集め、全ゲノム遺伝的性質と体重減少パターンの関係に関する大規模オンライン調査を開始したそうです。3つのグループで12週間、次のように積極的に指導介入するとのことです。

・1つのグループは高脂肪・低炭水化物の食事療法と積極的身体活動の指導。
・次のグループは高繊維の食事療法と積極的身体活動の指導。
・最後のグループは特に精力的な身体活動のオンラインで指導介入です。

12週間の介入後、1年にわたって効果を調査し、遺伝情報と効果的な減量プログラムの関連を検討するそうです。

23andMe社の動きはDTC遺伝子検査のありようを示したものの一つと考えられます。

現在と今後の日本のDTC遺伝子検査はどうあるべきでしょう

23andMe社の状況でわかるように、DTC遺伝子検査など商業的検査は価格も手が届きやすく、多くの顧客にアピールしました。FDAはいったん禁止としましたが、特定の疾患のリスク情報を広く提供するツールとして認可しました。

日本でもDTC遺伝子検査など商業的検査の品質、内容と目的を管理し、医療につなぐ方法を明確にし、国民全体のデータベースに登録するなど工夫すれば使用できる可能性があるかもしれません。

しかしその場合でも、次のポイントに関して議論する必要があります。

⑴検査の質の公的な保証。医療か非医療かの判断。
⑵消費者への遺伝についての教育。サポート体制。
⑶医療者との連携方法の構築。

最近は日本でDTC検査を受けた人の多くが、自分のDNA情報を研究に使うことに同意されているようです。そして検査会社も、薬剤開発や臨床的な研究という目的を明確にして、情報を使用することを開示しています。

そのため、以前は完全に否定的であった遺伝専門学会の先生方も、一般の人に遺伝をよく知ってもらう門戸を開いた点や、有効な薬剤開発などが健康に役立つということで、制限付きでDTC検査を認めるようになってきているようです。

DTC遺伝子検査を受けた人の印象

今までの議論は、主に遺伝関係医療者からの視点です。では、実際に受けた人の印象はどうだったのでしょうか?

DTC遺伝子検査についての当事者の理解と医療者との連携に関して、すでに次のような米国から

の報告があります。（付章④参照）

ＤＴＣ遺伝子検査を受けた１０２６名にインタビューをしました。

満足した人および結果がほぼ理解できた人は約85％でした。主治医に結果を相談した人は27％、他の医師に相談した人は８％であり、65％の人は医師と相談しませんでした。

医師に相談した人のうち、相談した結果に満足した人は35％、やや満足が46％、不満が18％でした。

相談した人が何を相談したか、また医師の反応や対応、医師の話に関する回答は、次のようなものです。ＤＴＣ遺伝子検査の結果をどのように利用するのか（32％）、医師がオーダーしていないＤＴＣ遺伝子検査の結果をカルテに入れるのかどうか（11％）、興味を持ってくれた（25％）、無関心だった（22％）、批判的であった（７％）、遺伝の知識がなかった（15％）、もっと情報を欲しがった（４％）、時間がなく話せなかった（11％）、関係悪化（３％）でした。

この結果をみると、米国ではＤＴＣ遺伝子検査を受けた人は医師が思うほどには内容や結果に困惑していませんでした。また結果を医師に相談した場合にも、医師が内容に興味を持ってくれたら満足感が高いが、医師が否定的であったり無関心な場合には満足感が低下していました。

そうすると、やはり医師の側にもＤＴＣ遺伝子検査の結果について、医療目的にうまく利用できるだけの知識及び技量が求められると思います。また実際にはＤＴＣ遺伝子検査の結果を十分に説明するにはかなりの診療時間が必要ですが、その時間を取れないことも問題のようです。

子どもの才能を遺伝子で調べられますか?

次は子どもの才能に対するDTC遺伝子検査のことを考えてみましょう。子どもの将来を決めるために、遺伝子検査を安易に使用して良いのかどうか? どのぐらい信頼できるか? その根拠は何なのかを考えていきます。

◉質問「子どもの才能の検査は医療の分野ではありません。悩める親には直接ウェブで申しこめる遺伝子検査は便利なのに、何が問題なのですか?」

「育児雑誌で広告を見たのですが、子どもの才能はある程度遺伝でわかるそうですね。生まれたばかりですが、早いうちからベストの環境を整えてあげて、才能の芽を伸ばしてあげたいです。検査も口の中の粘膜をこするだけで安全ですから。先生はどう思います?」

小児科医「それで何がわかるのですか?」

「WEB注文してキットが届くのですが、どんなスポーツ選手に向いているとか、音楽家に向いているとかがわかるそうです。私は音楽がダメですが、テニスが好きで夫もテニスが好きです。テニスみたいなスポーツに向いていたらもう3歳から世界を目指せ、ですね。ゴルフでもいいです」

小児科医「……」

子どもの将来は親にとっては本当に大切です。才能があるなら伸ばしてあげたいと思うのが当たりまえでしょう。

この子どもの才能のＤＴＣ遺伝子検査は、「音楽家」なら聴覚に関係する神経の遺伝子の一部の良いと言われている組み合わせ、「スポーツ選手」なら筋肉の持久力などに関係する筋線維の遺伝子の一部の良いと言われている組み合わせです。そのベストの組み合わせを持っている確率は案外高く、全体の10％かもしれません。もしそれが1％だとしても、日本で1年間に生まれる子ども１００万人に対して1万人の同じ遺伝子の組み合わせがあることになり、ライバルは同学年だけでも大変な数です。

音楽家やスポーツ選手に向いていると言われて、子どもが好きで努力するのは良いことでしょう。でももし子どもが「集中力」「音楽性」「スポーツ」などどれも平均より劣ると出たらどうしますか？受けてみて、「検査がおかしいのでは？　受けるんじゃなかった」と思うのが人情で、「やっぱりね、蛙の子はオタマジャクシね」とは思わないでしょう。前にも述べたように、検査はおみくじではありませんので、見た結果が心外と言って枝に結んで放っておくわけにはゆきません。結果の記憶は残るので、見た結果はなしということにはできません。

子どもの遺伝子検査には素晴らしいことと、大変に慎重に考えるべきことがあります。

新生児の数％は何らかの先天異常や疾患を持っています。それには寿命からみてまったく問題ないものから致命的なものまであります。中には非常に珍しくて、今までは診断が何年もつかなかったり、原因が不明で短い命を落としたりする子どももいます。最近のヒトゲノム研究の成果として、出生児に時間的余裕のない致命的な先天異常があった場合に、24時間以内に全ゲノム解析を行い、まれな先天異常の原因となる遺伝子変化を見つけ、世界中の論文からその治療法や進行予防法のヒントが得られたという報告が出てきています。検査はまだ高額のため、そのための募金をつのるＮＰＯもあります。これは画期的な医療検査技術の進歩です。

また上の子どもや親せきに病気の子どもがいる時には、今度生まれた子どもは大丈夫かなと思う人も多いでしょう。現在、子どもの全ゲノム解析をはじめに行い、成長期に発病する可能性がある疾患をあらかじめ調べておいて対処するような考え方も出てきています。

しかしながら、もし遺伝子検査で遺伝子変異がわかった場合には、結果は兄弟姉妹だけでなく、血縁関係のある親、親族全体に関係するということです。誰かが同じ変異をもっているかも知れません。もしくはその子の代で特別に変異を持ったかもしれません。でもみんな調べない限り、個人個人のことはわからないのです。親戚によっては「そんなこと教えてくれなければ良かったのに」と言うかもしれません。

成長期、特に小児の時期は項目によっては親が決める必要がありますが、たとえば中学生以上ではどうでしょう。自分の遺伝情報ですから、なおのこと自分で考えて決めることが大切だと思います。子どもの時から「運命」を知っているなんて重すぎはしませんか？　「才能」の遺伝子検査は、ひょっとしたら才能があるかもしれないという程度の可能性です。それを親は「運命」と思ってしまうところに問題が生じる可能性があります。

参考になる、ふたご研究の成果（付章⑤⑥参照）

ふたごには一卵性と二卵性があります。

一卵性は1つの卵に1つの精子が受精したあと、その受精卵が2つに分かれて生まれたものです。基本的に100％同じ遺伝子情報を持っており、性別・血液型ともに同じです。つまりクローンです。二卵性は2つの卵にそれぞれ別の精子が受精して生まれたものです。遺伝情報はほぼ50％同じものを持っています。性別・血液型が異なることがあります。兄弟姉妹と同じです。

ふたごを研究することで、病気や才能などに関する遺伝とその後の生活・環境の影響を調べることが出来ます。教育、医療分野にとって非常に大事な研究です。

日本にもふたご研究はありますが、外国でも同じようなふたごや家族の大規模な研究は広く行われており、いくつかご紹介します。

・論文①（付章⑦参照）

8歳から18歳の米国、カナダ、英国、ロシアの3000人以上のふたごと、ロシアの約1500人の一人っ子に数学の試験を行い、遺伝的要因と環境要因のどちらが数学的能力に影響を与えるかを検討しました。異なる教育環境のもとでは、遺伝的要因より教育環境の要因のほうが強い影響を与えることがわかりました。

・論文②（付章⑧参照）

ふたごや家族の研究によると、自転車競技の成績のうち50％は遺伝的要因で、50％はトレーニングなどの要因と考えられるとのことです。しかしながらDTC遺伝子検査で使用されるような遺伝子多型（DNA上の個人差）のうち身体能力に関係するものは200以上知られていますが、全部を使っても成績の2％程度しか説明できていないことが分かりました。つまりこのような遺伝子多型はほとんど関係しておらず、別のまだ分かっていない身体能力に関係する特殊な遺伝子や、遺伝子の働き方を制御する仕組みが関係していると考えられました。

・論文③（付章⑨参照）

1896年から2012年にオリンピックに参加した12万5051名のうち、メダリストの家族との遺伝的関係を検討しました。メダルを取る可能性に関しては、メダリストの甥・姪であれば44・4％、息子・娘であれば43・4％、兄弟・姉妹であれば64・8％、二卵性双生児であれば75・5％、一卵性双生児であれば85・7％でした。家族にメダリストでないオリンピック選手がいる場合には13・3％でした。これ以外の場合も検討し、オリンピックでメダルを取る遺伝的要因は20・4％であると判断されました。

一卵性双生児という完全に同一の遺伝子セットのクローンであっても遺伝的素因が学業・スポーツの成

績に遺伝で関与できる割合は50％を超えず、環境・学習・練習などの要因が強いことがわかります。また特に論文2で示されたように、もしも200の遺伝子多型を含むDTC遺伝子検査をしても、スポーツ成績の2％程度しか予測できないことが判ります。つまり少なくともDTC遺伝子検査でスポーツ選手としての将来性をみることは、信頼性が低いと言えるでしょう。

それよりも双生児研究は心理・教育などの成果のほうがまだ知られており、遺伝子検査の結果で個人個人に適した教育方法が推奨できる可能性があります。それでも遺伝子多型（DNA上の個人差）だけでなく、より深い遺伝子検査が必要だと考えられます。

そうなるとその場合の教育は、遺伝情報を生かすことでより効率的になって、子どもにとっても「辛い」教育が減るかもしれません。

考えてみよう、調べてみよう！　正しい答えはありませんが、皆さんも考えてみてください。

①DTC遺伝子検査の宣伝を探してみてください。利点と欠点に関して、書いてあることと書かれていないことを列挙してみましょう。

②子どもの才能と遺伝に関して、どこまで可能なのか調べてみましょう。

③どのような検査なら受けてみたいと思いますか？

第2章　多因子疾患と遺伝子多型

もし遺伝子検査で、あなたの体質や将来の病気についてわかったら、リスク回避の準備ができるかもしれません。この章では、遺伝子検査でどの程度まで、体質や一般的な病気に関してわかるのかについて考えます。

メーカーによって検査結果のリスク判定はまちまち

◉質問「以前に雑誌で『遺伝子検査は占いのようなものだ』と書いてありました。仮に遺伝子検査が正確だったとして、遺伝子検査だけでは不十分とも聞きました。本当はどうなのでしょう?」

（付章⑩参照）

高血圧症、動脈硬化症、糖尿病、がんなどは、以前は「成人病」と言われていましたが、生活習慣に関連しているので、今は「生活習慣病」と言われるようになってきています。これらの疾患には明らかに遺伝的傾向もあるので、遺伝+生活環境ということで多因子疾患と呼ばれています。なぜ多因子かと言うと、関係する遺伝子も多数で少しずつ関与し、生活環境もタバコ、食事、運動など多数で少しずつ関与しているからです。

ヒトの遺伝情報を担うDNA上の個人差を、遺伝子多型と言います。

これらの疾患と遺伝子多型の関連は、以前から研究され報告されてきました。2003年にヒトゲノム情報（ゲノムとは、細胞内の遺伝子全体のこと）が解読されたあとには研究が加速しました。ゲノム全体にはDNAの個人差である遺伝子多型が広く存在しています。その数は1000万以上とも言われています。これらのうち代表的な60万以上の遺伝子多型をまとめて解析できる、数センチメートルのサイズの遺伝子チップが開発され利用されるようになり、疾患と遺伝子多型の関係がどんどんわかってきました。

これをゲノムワイド関連解析（GWAS）と呼びます。たとえば糖尿病だけでも100近くの遺伝子多型との関連が知られています。

この結果を受けて、多因子疾患の商業的遺伝子検査サービスが進んできました。第1章でも述べましたが、10個程度までの遺伝子多型を使用しただけの検査には信頼性に問題があるといわれています。しかし数十万～数百万の遺伝子多型情報を同時に利用して、スーパーコンピューターで計算する検査になると格段に信頼性が増して、科学として確立してきています。

多因子疾患の遺伝子検査に使用する遺伝子多型と疾患リスクについては、信頼できる論文がたくさんあり、それに基づいていますので一つの遺伝子多型に対するリスク判定は信頼できます。しかしながら検査会社はたとえば10個の遺伝子多型を組み合わせて判定するのですが、どのように組み合わせて、どういう計算方法で判定するのが最適かという論文や情報はありません。検査会社によって疾患に関連する遺伝子多型のセットや計算方法を独自に決めて判定しています。それで検査会社によって遺伝子検査のリスク判定の結果がまちまちになるのです。

リスク判定に使用するリスクスコアに関して説明します。リスクが標準的である場合リスクスコアは1です。平標準より2割リスクが増えた場合にはリスクスコアは1・2です。標準より2割リスクが減ればリスクスコアは0・8となります。

たとえばA社もB社も5つの遺伝子多型を使用して、それぞれのリスクスコアが、1・2倍、1・2倍、1・2倍、1・2倍、0・8倍であったとしましょう。A社は単純に足し算で考え、1からの変動部分を加えました。つまり0.2+0.2+0.2+0.2-0.2=0.6、これを標準の1に加えて1・6倍となります。B社はすべて掛け合わせて考えました。つまり1.2×1.2×1.2×1.2×0.8=1.7となりました。これだけで変わります。もしも会社ごとに使用する遺伝子多型の数を変えたり、また遺伝子多型ごとに重要度を考えて別々の加点をしたりすると、出てくる結果が違うのは当たり前でしょう。

医師や利用者が検査の限界と使用方法を知っていないと、利用者に検査結果の意味が正しく伝わりません。

2016年に日本医師会の作成した、「かかりつけ医として知っておきたい遺伝子検査、遺伝子検査Q&A　2016」の中では、「多因子疾患の遺伝子検査は、まだ研究途中であり診断のための検査ではないこと。また生活習慣の是正目的に使用できる確率の情報であると考えること。」と注意しています。

遺伝子多型の意味を、ABO型の血液型を例として考えてみましょう

普通に血液型というと「私はAB型」とか「O型の人は」などという会話が思い浮かびます。この血液型のことをABO型血液型と呼びます。これは両親からそれぞれA、B、Oを決める酵素の遺伝子多型を一つずつもらい、その組み合わせで血液型が決まります。組み合わせがAAかAOならA型です。ABならAB型です。BBかBOならB型です。OOならO型になります。

ABO型は医学的には輸血の時の適合性に深くかかわっていますが、多くは性格占いにも使われます。話の種として面白いですが、実は多因子疾患の遺伝的素因にもなっています。論文をご紹介しましょう。

・**論文①（付章⑪参照）**

A型・B型のいずれもがO型に比べて心筋梗塞の発症率が高くなっており、非O型（A型・B型・AB型）のO型に対するリスクスコアは1・62倍と高い結果でした。これには血液の固まりやすさに関連するフォン・ヴィルブランド因子の活性がO型と非O型で異なっているためと考えらえ

ました。

・**論文②（付章⑫参照）**

A型・B型のいずれもがO型に比べて膵臓がんの発症率が高いことが分かりました。非O型（A型・B型・AB型）のO型に対するリスクスコアは1・32倍と高い結果でした。

また最近、慶応義塾大学や東京医科歯科大学などの共同研究チーム「コロナ制圧タスクフォース」が発表したデータでは、新型コロナの重症化リスクはO型が一番低く、A型とB型はリスクスコアが1・2倍、AB型は1・6倍高くなることが分かりました。

これらをまとめると、O型の方が心筋梗塞も膵臓がんもコロナ重症化も少なく、健康的で良さそうです。しかし別のデータでは、他の血液型よりやや出血傾向があるとの報告もありました。

性格占いでは「O型はおおらかな性格」などと言われていますから、この性格が病気のリスクを減らすのだと考える人がいるかもしれませんが、あくまでも体の中の酵素の働きの違いが病気のリスクを変えているのです。

ABO型の血液型には、「輸血」＋「多因子疾患の遺伝的素因」＋「性格占い」などの情報が混在していますが、重要な情報であることには変わりません。

がんと遺伝子多型に関して――遺伝性の腫瘍と多因子疾患としてのがんは違います

女優のアンジェリーナ・ジョリーさんがリスク低減（予防的）のために乳房切除という決断をしたことで世界的にインパクトを与えました。それにより遺伝性乳がん卵巣がん症候群（ＨＢＯＣ）が一般の人に知られるようになりました。

この病気はある遺伝子（ＢＲＣＡ1、ＢＲＣＡ2など）に特定の遺伝子変化があると、生涯での乳がん発症リスクが70％近くにまで上昇することがあり、また卵巣がんのリスクも大変高くなります。それは家系内で優性遺伝として伝達されます（今後は優勢遺伝は顕性遺伝という名前に変わります）。優性遺伝では子どもに50％の確率で素因が伝わります。遺伝子検査で遺伝リスクが判定されたら、がんになる前に手術してリスクを減らそうという予防方法が出てきました。

このような遺伝性腫瘍症候群はいくつか見つかってきています。そして世界中で情報を共有して有効な予防方法や治療方法を見つけようと研究が進行しています。このような遺伝子検査は、知識のある遺伝専門家が十分な遺伝カウンセリングを行ったうえで行うもので慎重な取り扱いが必要です。がんは１９８０年以降では死因の第一位で、保険の宣伝でも言われるように生涯で2人に1人ががんにかかる時代です。家族でがんの人を挙げてもらうと二人もいないという人はめったにありません。親族に2～3人思い当たると自分はがん家系ではないかと考えてしまいがちですが、実は普通のことなのです。

普通のがんは多因子疾患であり、遺伝性腫瘍というのはごく一部です。また逆に自分はがん家系ではないと言う人もいますが、それは今たまたまそうなだけで将来もがんと無縁とは決して言えません。

まず重要な第一ステップは家族の病気についての正しい情報（家族歴と言います）をつかむことにあります。

特定のがんが家族に集まっていたり、50歳以下の若年（乳がん以外）でがんにかかったりした人がいる場合には、遺伝性腫瘍症候群の可能性に関して遺伝専門家と相談をお勧めします。

それ以外の場合は多因子疾患であり遺伝子多型と生活習慣が関係します。家族の食事傾向や喫煙・飲酒などもたしかめておきましょう。

お酒で赤くなる人は食道がんに注意、喫煙も重なると非常に注意が必要です
——遺伝要因と環境要因の相互作用の例

体質の遺伝子検査の代表的なものはアルコール代謝です。その中で顔が赤くなったり、お酒の強さに主に関係するのはアルデヒド代謝酵素（ＡＬＤＨ）です。アルデヒドが体の中に残ると赤くなって気分が悪くなるので、アルデヒドの代謝の速度がアルコールの強さに関係するのです。アルコールの強さに関係する遺伝子の変化は東アジア人の中だけに生じたもので、日本では約60％の人が両親から〈通常型＋通常型〉を受け継いでおり、他の人種と同じ正常型です。日本人の約40％は〈通常型＋変異型〉でお酒に弱い人です。代謝酵素の働きはは正常酵素の16分の1です。つまりお酒に弱い人は強い人の16分の1の量しか飲めないので、絶対に無理強いしてはいけません。〈変異型＋変異型〉は日本人の４％程度で、お酒の匂いを嗅いでも気分が悪くなりまったく飲めないはずです。

このことが実は食道がんにもかかわっています。研究の結果、〈通常型+変異型〉でお酒に弱い人が恒常的に飲酒すると4~16倍食道がんが増えることが分かりました。それは食道組織でのアルデヒドの残留が関係するため、とのことです。また「顔が赤くなる」人は飲酒+喫煙で食道がんが増えることも分かってきました。**(付章⑬⑭参照)**

このように体質の遺伝型も、環境要因が加わると疾患に関連することがあります。

多因子疾患の遺伝子検査は急展開してきています

2016年ごろから、多因子疾患の遺伝子検査の信頼性が非常に変わってきました。

その理由は、過去の多因子疾患の遺伝子検査は10個程度までしか遺伝子多型を扱っていなかったのですが、現在は大きな集団の人数に対して、数十万~数百万までの遺伝子多型を利用し、スーパーコンピューターを駆使して解析し、信頼できる結果を出せるようになったからです。

2018年の論文でも遺伝子多型が11個程度と少ない場合には限られた情報しか得られませんでした。

・論文①(付章⑮参照)

1990年から無作為な4753人の糖尿病患者を対象に10年間の経過観察を行い、糖尿病に関連する11個の遺伝子多型による予測能を調べました。結果はリスク遺伝子多型が最少のグ

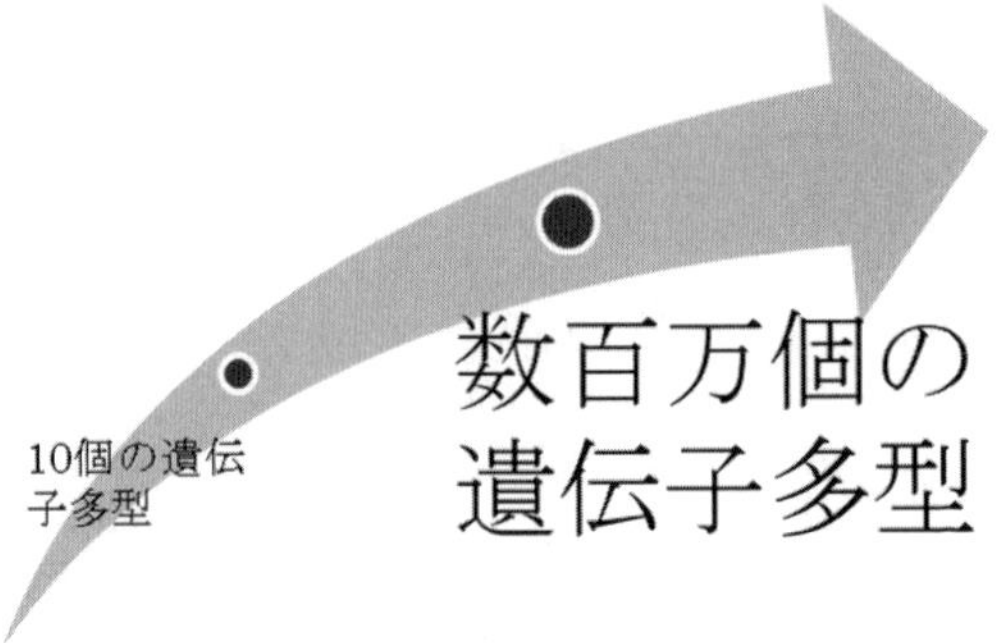

ループに比べ最多のグループの糖尿病リスクスコアは2・34倍でした。従来の危険因子糖尿病発症予測モデルに遺伝子多型情報を追加したところ、わずかながら（2・1％だけ）予測能力が上昇しました。

ところが、数百万の遺伝子多型を利用すると格段に判定能力が向上しました。今までの多因子疾患の危険因子を超える成績です。これらはポリジェニックスコア（PRS）、またはジェネティックリスクスコア（GRS）と呼ばれています。

・論文②（付章⑯参照）

英国のバイオバンクから2万2242例の冠動脈疾患患者、46万387例の健常な人のDNAサンプルを使用し、170万の遺伝子多型を調べました。遺伝子リスクスコア（GRS）を使用したところ、スコア上昇に従い冠動脈疾患リスクは1・71倍となり、GRSは今までの通常の6つの危険因子（喫煙、糖尿病、高血圧症、肥満指数、高脂血症、家族歴）より冠動脈疾患予測因子として有用でした。

・論文③（付章⑰参照）

英国のバイオバンクのデータを使用し、数百万以上の遺伝子多型と冠動脈疾患（患者数6万801、正常例数12万3504）、心房細動（患者数1万7931、正常例数11万5142）、2型糖尿病（患者数2万6676、正常例数13万2532）、炎症性腸疾患（患者数1万2282、正常例数2万1770）、乳がん（患者数12万2977、正常例数1万5974）を調べました。結果として各疾患の発症リスクが平均の3倍に上昇するハイリスクの人の人口に対する比率が判明しました。疾患別では、冠動脈疾患（8・0％）、心房細動（6・1％）、2型糖尿病（3・5％）、炎症性腸疾患（3・2％）、乳がん（1・5％）、この5疾患のいずれかを有する可能性は（19・8％：つまり5人に1人）という結果になりました。

100万以上の遺伝子多型を利用すると、家族歴を含む今までの危険因子以上に疾患の予測がつきやすくなること（特定の遺伝子多型の組み合わせを持っている人はその病気になりやすいということが遺伝子検査でわかるようになった）がわかりました。また、代表的な5疾患（冠動脈疾患、心房細動、2型糖尿病、炎症性腸疾患、乳がん）のどれかに関して3倍以上のリスクを持つ人は5人に1人もいるとわかりました。

多因子疾患の遺伝子検査は疾患の診断ではなく、危険因子の推定であることはたしかなままですが、明らかに当たるかどうか判らないような「易学」から、予防医学に役に立つ「疫学」になってきたと言えます。

しかしながら一番重要なのは、外国のデータではなく日本人においてもこれらと同じ研究をして結果を出すことです。私としては、現在進んでいる、バイオバンク・ジャパン、東北メディカルメガバンクなどの解析結果が次々と出てくることを期待しています。すでに東北メディカルメガバンクは日本人に即した全ゲノムシークエンス（配列）をウェブサイトで公表しています。それにより日本人の遺伝子解析の精度が格段に上がりました。またこのデータに基づいた日本人の遺伝子多型を調べるDNAチップが遺伝子検査用に開発されてきています（このDNAチップは、ICチップのような部品で、数万以上の遺伝子情報を同時に判定するもので、マイクロアレイとも呼ばれています）。

遺伝だけでは病気は決まりません。ふたご研究から遺伝と生活環境要因の相互作用をみましょう

ふたごを研究することで、病気や才能などに関する遺伝とその後の生活・環境の影響を調べることが出来ます。教育だけでなく医療分野にとって非常に大事な研究です。

世界中の研究の結果、一卵性双生児がそろって同じ病気にかかる確率が50パーセントを超えることは稀で、たいていの場合、数値はずっと低いということがわかりました。つまり、遺伝的に同一のクローンでも、片方の病気から他方の病気の予測が出来るわけではないということです。

その原因は①環境要因、②後天的な遺伝子修飾と変化（エピジェネティックス）だと考えられています。

コレステロール値に関してふたごの研究をご紹介します。

・**論文（付章⑱参照）**

中国の382組の50歳前後のふたごでコレステロールを計測し、遺伝要因の関与度合いを調べました。HDL（善玉）コレステロールは遺伝要因が26・6％、双子に共通の環境要因が47・8％、共通しない環境要因が25・6％が関係すると判断されました。これまではHDL（善玉）コレステロールには遺伝要因が比較的低いと考えられていましたが、総コレステロールとLDL（悪玉）コレステロールは遺伝要因がそれぞれ61・4％と65・5％で、双子に共通しない環境要因がそれぞれ38・6％と34・5％関与すると判断され、遺伝要因が高いと考えられました。ゲノムワイド関連解析検査（GWAS）での遺伝子多型は確定的なものは見つかりませんでした。

疾患の予防には環境要因・生活習慣を改善することが重要

信頼性が低いといわれた遺伝リスクスコアでも、正しく利用すると役立つことが分かりました。遺伝リスクスコアが高くても生活習慣を改善するといろいろな疾患の発症を抑えられることも証明されました。

・**論文①（付章⑲参照）**

4つの大きな冠動脈疾患研究（合計5万5685名）を10年間経過観察したところ、遺伝リスクの高いグループでは、低いグループの1・91倍の心筋梗塞などの冠動脈疾患が発症しました。つまり遺伝リスクは正しかったことになります。またその中で生活習慣が改善できた人々では改善できなかった人々と比較して冠動脈疾患を46%減らすことが出来ました。

・論文②（付章⑳参照）

19万6383名を平均8年間経過観察してアルツハイマー病・認知症の発症を調べました。遺伝リスクの高いグループでは、低いグループの1・91倍のアルツハイマー病・認知症が発症しました。アルツハイマー病・認知症でも遺伝リスクは正しかったことになります。またその中で生活習慣が改善できた人々では改善できなかった人々と比較して認知症は32%減らせました。

・論文③（付章㉑参照）

10万220名を10年以上経過観察して胃がんの発症を調べました。遺伝リスクの高いグループでは、低いグループの2・8倍の胃がんが発症しました。胃がんでも遺伝リスクは正しかったことになります。またその中で生活習慣が改善できた人々では改善できなかった人々と比較して胃がんは47%減らせました。

上記の3つはほぼ同じ結果でした。つまり多因子疾患の遺伝子リスクは、心筋梗塞などの冠動脈疾患でも、認知症でも、胃がんでも発症の予測に役立つことが分かりました。しかしそれ以上に、生活習慣を改善することで、疾患の発症を30%から50%減らすことが出来ました。

遺伝リスクが高い人はそれを知って生活習慣を改善したら、かなりリスクを減らせるわけですから、やはり遺伝リスクスコアは「生活習慣の是正目的に使用できる確率の情報」と言えるでしょう。

日本人のポリジェニックスコアと脳卒中の関係、生活習慣の関連性が判明しました

2020年、重要な報告が岩手医科大学の八谷剛史先生を中心とするグループから発表されました。

日本人で35万以上の遺伝子多型を調べて遺伝子リスクスコア（ポリジェニックスコア）を計算し、脳卒中の関係を調べたところ、遺伝リスクが高いグループの人は低いグループの人と比べて1・63倍も脳卒中になりやすいことが分かりました。これは知られている他の因子、高血圧症、糖尿病、喫煙と同等の危険性を持ち、独立した危険因子でした。それ以上に大事なことは、他の生活習慣危険因子（喫煙、高血圧症、糖尿病）をコントロールすることで、ポリジェニックスコアが高い人でも脳卒中の発症をかなり抑えられることが分かりました。**（付章㉒参照）**

新しい遺伝子リスクスコア（ポリジェニックスコア）が日本人でも明確な危険因子であることや、生活習慣の改善でその危険性を減らすことが分かってきました。

一番重要なことは現在の健康状態を知ること
——具体的な検査の進め方

多因子疾患では遺伝情報だけで現在の状況から将来までを推定することは不可能です。ですから疾患を診断するものではなく、リスク判定をするものだと繰り返し言われていたのです。

つまり健康診断などで現在の状況を把握し、さらに生活習慣を把握して初めて、遺伝子検査の結果が有効に使えるのです。

私はこれを地図（現在の位置・状況の把握——健康診断など）、コンパス（方向性の把握——遺伝情報）と例えています。2つを併せて生涯の健康という道を決定出来るのです。

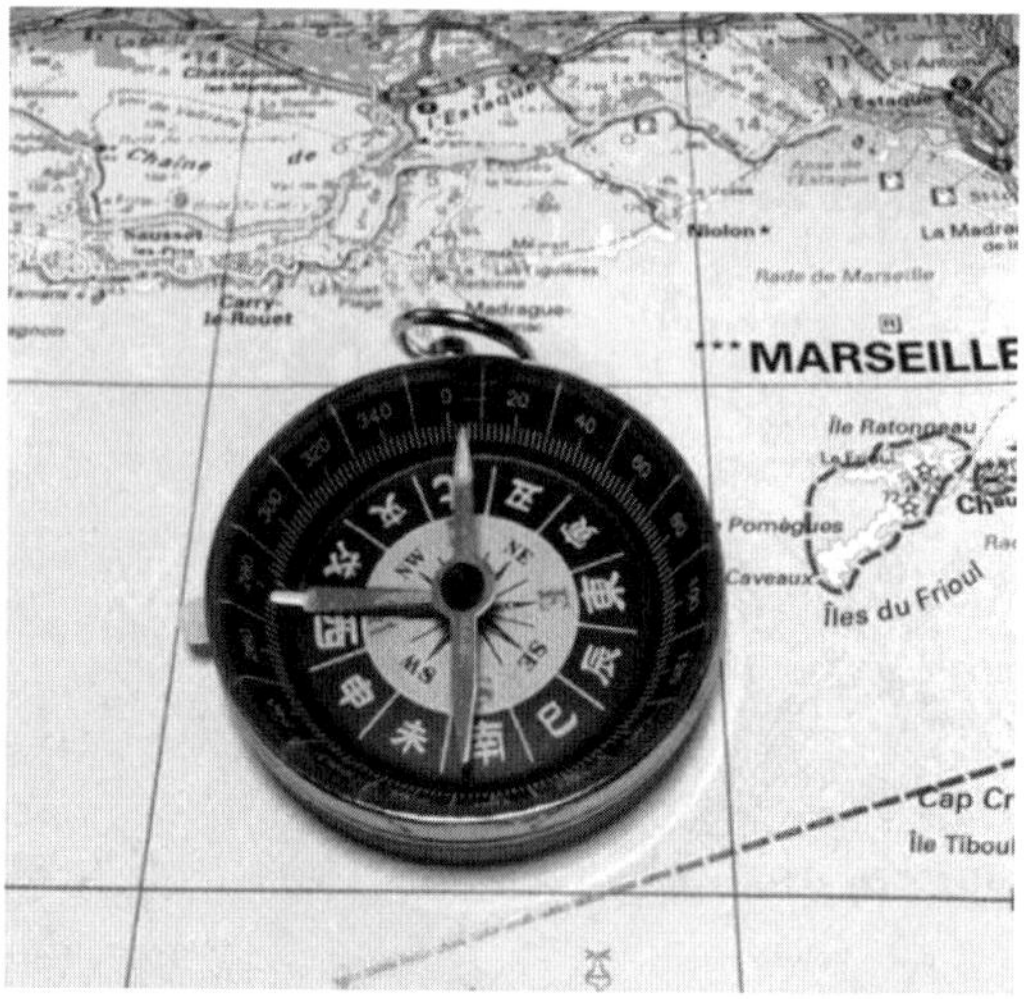

具体的な多因子疾患の遺伝子検査の進め方に関してご説明します。

①まず、遺伝子検査を希望する理由をもう一度確認しましょう。多因子疾患の遺伝子検査では対応できない過大な期待を持っていませんか？

②前記のように、特定のがんが血縁に複数いたり、50歳以下の若年（乳がん以外）でがんにかかった

人がいる場合には、遺伝性腫瘍症候群の可能性に関して遺伝専門家や専門医と相談することをお勧めします。循環器関連疾患やその他の特別な疾患が心配な場合には、その専門家に相談することをお勧めします。

③②で問題なければ、インフォームドコンセントを担当医師に説明してもらい、サインをします。多因子疾患の遺伝子検査は人間ドックとともに受けるようにしてください。人間ドックなどの健康診断を行う予定がない場合には、多因子疾患の遺伝子検査を推奨しません。

④結果説明は必ずしも遺伝専門家である必要はなく、ドック担当医師に聞いても構いません。まず最初に遺伝子検査の結果を聞きたいかどうかを確認されます（私の経験では今まで拒絶した人はいませんが）。その次に人間ドックの結果と併せて多因子疾患の遺伝子検査の結果の説明を受けます。今後の注意すべき点や健康診断が望ましいポイントの説明をしてもらいましょう。

⑤一番重要な点は、多因子疾患の遺伝子検査の結果説明を受けた後も、定期的に健康診断などを受診しましょう。必要な場合には病院にも紹介してもらいましょう。

保険との関係と差別の問題

まず現時点では、大きな保険に加入するつもりなら、遺伝子検査は加入後にしましょう。加入時に遺伝子検査に関して聞かれなければ、告知する必要はありません。保険会社は家族歴も遺伝子検査結果も聞くことはありませんが、今後どうなるかは不明です。

問題は、日本では遺伝子差別を禁止する法律がないことです。

遺伝子差別とは、遺伝子検査の結果によって、まだ発症していないにも関わらず、発症のリスクが他の方に比べて高いという理由で保険料が上がったり保険加入を断られたりする可能性のことです。

また逆差別もあります。これは疾患の発症リスクの高い人が遺伝子検査の結果を知ってから、将来のために高い保険料が支払われる保険に遺伝子検査結果を告知せずに入ることによって、保険会社が支払う保険料の合計額が高くなり、結局リスクの低い人が高い人の保険料までカバーしなくてはいけない状態になることです。

アメリカでは2008年に遺伝子情報差別禁止法（GINA）とよばれる法律が制定され、基本的に保険会社は遺伝子検査の結果を被保険者に対して聞いてはいけないことになっています。しかしながら高額の生命保険に加入の際には、遺伝子検査結果を聞いても良いようです。

日本でも、「ヒトゲノム研究倫理を考える会」などで議論されています。

精神疾患は現時点では判定しません

精神疾患の家族研究やふたご研究によって、統合失調症と双極性障害の発症には遺伝的な要因が関わることが明らかになっています。一卵性双生児では50～80％、二卵性双生児では5～30％の確率で同じ疾患にかかるそうです。ゲノムワイド関連解析（GWAS）で遺伝的素因を調べていますが、明確なものはまだないようです。

もしもわかっても、精神疾患に関係する遺伝子検査の結果の使用方法は大変難しいと思います。一般疾患ならリスクの高い疾患の発見方法や予防方法がかなりはっきりしていますので、リスクを先に伝えることが役に立ちます。しかし精神疾患では発症予防などは明確ではなく、逆にリスクを伝えることで暗示のように発症のきっかけになる可能性があります。

そのため、精神科の先生たちが利用方法を研究して発症リスクを下げることができるようになるまで、検査リスト内に精神疾患を含めることは望ましくないと思います。

考えてみよう、調べてみよう！　正しい答えはありませんが、皆さんも考えてみてください。

①東北メディカルメガバンクやバイオバンクジャパンのサイトなどをみて、遺伝情報の解析に関してスーパーコンピューターの役割とＡＩの役割を調べてみましょう。

②「保険の契約は遺伝子検査を受ける前に行いましょう」が正しいかどうか考えてみましょう。

③家族の病気や遺伝に関して「差別」的な発言が身近になかったかどうか調べてみましょう。

④数百万遺伝子多型ＡＩ判定の性格占いができたら使ってみたいと思いますか？

第3章　がんゲノム医療

この章ではがん治療の革命と言われている、がんゲノム医療に関して考えましょう。ゲノムとは、細胞内の遺伝子全体のことです。がんゲノム医療とは、正常細胞ではないがん細胞の遺伝子検査を行って、がん細胞の特徴や弱点を見つけ、診断や治療を行う医療です。

プレシジョンメディシン（精密医療）とは？

まずはオバマ大統領の2015年1月の演説をご紹介します。

・今夜私は、がんや糖尿病などの病気の克服を実現し、我々の健康を維持するために必要な個人個人の情報にすべての国民がアクセスできるようにする新しい方針、プレシジョンメディシン（精密医療）構想を立ち上げます。私は、ポリオを克服し、ヒトゲノムを解き明かした米国が、「適切なタイミングで、適切な治療を、適切な患者に届ける」ことが出来る医学の新しい時代をリードしてほしいと期待しています。

・医師はどの患者も独自の存在であると理解してきましたし、個人個人にあわせた治療を施す努力をしてきました。輸血の時には血液型にあわせます。これは重要な知見です。もしも遺伝子情報にあわせてがん治療をすることが同じくらい簡単だったらどうでしょう。薬の正しい投与量を決めるのが体温を測るぐらい簡単だったらどうでしょう。（翻訳は筆者）

キーワードは「適切なタイミングで、適切な治療を、適切な患者に届ける」だと思います。原文はリンカーン大統領の有名な「人民の、人民による、人民のための政治」のような3つの畳みかける言葉です。

このように、プレシジョン（精密）メディシン（医療）とは、遺伝情報など新しい科学データに基づいて、個人個人に適した正しい治療を正しいタイミングで選択できるようにすることです。がんゲノム医療は、プレシジョンメディシン（精密医療）の代表的な一つとして取り上げることができます。

がんゲノム医療とは

がん細胞は、正常細胞とは異なる遺伝子の変化があります。代表的なものは、増殖因子と呼ばれるたんぱく質の遺伝子変異です。たんぱく質変異のために、遺伝子のコントロールが効かなくなり、増殖因子が異常に増えてしまい、結果として制限なく異常細胞が増えます。たとえて言えばアクセル踏みっぱなしの車です。
またがん抑制遺伝子と言われるものに変化が起き、異常細胞の抑制や傷のついたDNAの修復ができなくなり、結果として異常細胞が増えていきます。これはブレーキが利かなくなった車のようなものです。

がん治療ではこのようながん細胞に特異的なたんぱく質を狙い撃つ、分子標的薬という治療薬をよく使用するようになってきています。この薬が効くかどうかは、がん細胞がその変化したたんぱく質を持つかどうか、元となる遺伝子変異を持つかどうかにかかっています。そのための検査をコンパニオン診断と呼びますが、コンパニオン診断を含む広い意味でのがん細胞の遺伝子変化を調べることを、がんゲノム診断と言います。

このがんゲノム診断に基づいて分子標的薬を決めたり、その他の治療方針を決めたりすることをがんゲノム医療と言います。

がんゲノム診断のためには通常はがん組織の生検標本か手術標本が必要です。組織の中の細胞からDNAやRNAを抽出し分析します。結果が出るまでには3～4週間かかります。

最近は血液中に流出した微量なDNAを正確に分析できる技術が進んできました。これを、血中フリーDNAを調べるリキッドバイオプシーと言います。がん細胞由来のごく微量なDNAと正常細胞由来の微量なDNAを区別して比較することができます。同じ技術はお母さんの血液を調べて胎児の遺伝子異常を検査する新型出生前診断（ＮＩＰＴ）にも利用されています。このリキッドバイオプシーでもがん組織検査と同じぐらい正確に遺伝子異常が判定でき、結果が出るのも2週間程度と早くなっています。ただＤＮＡが微量なため調べられる遺伝子の数に制限があります。

現在はこれらの検査の一部が医療保険・健康保険の適用になり、がんゲノム医療が進んできました。

遺伝性腫瘍症候群とがん抑制遺伝子の関係

遺伝性腫瘍のほとんどは、がん抑制遺伝子の生まれつきの変異が原因です。がん抑制遺伝子は、細胞ががん細胞になるのを防ぐ働きを持っている、タンパク質をつくるための情報がつまっています。がん抑制遺伝子もほかの種類の遺伝子と同じく、一個一個の細胞に、父親由来のものと母親由来のものとが、合わせて2個ずつ入っています。

遺伝性腫瘍症候群の多くはは優性遺伝ですが、これは父親もしくは母親の片方から変異を持ったがん抑制遺伝子をもらったことが原因となります。細胞の中に正常ながん抑制遺伝子が2つではなく1つになることで、正常細胞が何らかの障害（放射線、紫外線、薬物など）を受けた時に正常な方のがん抑制遺伝子が障害を受けると、がん抑制遺伝子の働きがなくなり、細胞ががん化することになります。つまり正常の細胞の防御システムが一段階低下しているので、がんが若年から発生しやすく、また何度でもがんになりやすくなるのです。

がんゲノム診断はがん細胞だけに起こった遺伝子変異を調べるものですが、調べた時に全体の半分近くのDNAに同じ遺伝子変異があることが見つかることがあります。その場合にはこのような遺伝性腫瘍症候群が疑われることになります。

がんゲノム医療の出口問題

がんゲノム医療にリキッドバイオプシーが加わってから、がん細胞の遺伝子変異を以前より簡単に判断し、それに適合した分子標的薬が選べる可能性が高まってきました。がん治療のパラダイムシフトとも呼べるような変革です。

今までのがん治療は肺がん、胃がんなど発生した臓器別に治療を選択していた状況から、がん細胞の遺伝子変異に基づいた治療に変わりつつあるのです。つまり遺伝子変異が同じなら肺がんでも胃がんでも子宮体がんでも同じ治療薬を使用する時代に入りつつあります。また定期的に遺伝子変異を調べて経過をみていくと、それにあわせて分子標的薬を変えていくこともあり得るでしょう。

それはたとえば、肺炎で細菌培養結果・抗生物質感受性試験結果に基づいて抗生物質を変えていくのと同じです。

「精密医療」という言葉が当てはまるのが実感されると思います。

とはいえ現時点では大きな問題があります。つまりパラダイムシフトの移行期なので、検査ができ適切な分子標的薬がわかったとしても、健康保険の制度上はがん種（つまり肺がん、胃がんなどの区別）が認可されているものに合致しないと、保険適用にならず非常に高額になったり、まったく使用できなくなったりするのです。

２０１９年に国立がんセンターから発表された論文によると、がんゲノム診断で治療薬候補が見つかるのは13・2％であり、ほとんどは治験や保険適用ではない薬でした。その中で保険適用内使用可能な薬剤を見つけられたのは３・２％だけでした。**（付章㉓参照）**

あたかも暗い部屋で照明をつけてようやく出口がわかったのに（がんゲノム医療で適切な分子標的薬がわかったのに）、出口に厳しい制限があり許可証がないと出られない（がん種が違うので分子標的薬を使用できない）ような状況です。これをがんゲノム医療の出口問題と呼んでいます。

プレシジョンメディシン（精密医療）の時代に、世界中で同様な状況です。早急な制度改革が期待されます。

そのような治療制度の改革の目玉の一つは、保険適用外であっても使用できる薬剤を使用できるようにする臨床試験で、アンブレラ試験とバスケット試験と呼ばれています。がん細胞の遺伝子解析結果で、がんの生存や増殖などに関わる大事な標的遺伝子がいくつか見つかったら、その遺伝子変異に対する薬剤を一つずつ順番に試しに投与して効き具合を見るのがアンブレラ試験です。バスケット試験は一つのがん標的遺伝子の異常を持つ患者を、臓器別のがん種は問わず1つにまとめて入れる試験に参加してもらうものです。

このような臨床試験を増やしていくことが、出口問題に対処する方法といえます。そしてゆくゆくはこれが保険適用になることが期待されています。

バイオバンク研究の公共性と個人情報保護

バイオバンクという言葉をご存知でしょうか？

国立がん研究センターのバイオバンクの案内には「バイオバンクとは、血液や組織などのサンプルとそれに付随する診療情報などを保管し、医学研究に活用する仕組みのことを言います。病院に受診された患者さんを対象に、検査に使われた血液や組織などや、手術などで摘出された組織の診療後の残りと研究用採血、それらに付随する診療情報、診療後の経過の情報の提供をお願いしています。ご提供いただいたこれらの試料と情報は、バイオバンクに整理して保管し、がんおよびがん以外の医学研究に使わせていただきます。」「詳細な診療情報や病理情報が付与された精度の高いバイオバンクの構築は、現在、有効な治療法がないがん種に対して効果的な治療薬の開発を可能とし、がん克服という人類共通の願いを実現するための重要な礎となります。今、我々が受けている医療も、過去の多くの患者さんの協力により、開発されてきたものです。」「バイオバンクの試料と情報は、他の大学や研究機関、企業に提供される可能性もあります。」と記載されています。

つまり日本全体でがん研究を推進するための基礎となるがん組織および正常組織と詳細な病気の情報を蓄積して、広く公共の役に立てるようにすることです。

さて個人情報に関して政令で、細胞から採取されたDNA情報も一定量を超えると個人情報であると決められました。がん組織、正常組織、病気情報から成り立つバイオバンクは個人情報の塊です。

個人情報を保護しつつ公共的に有効に利用することが大事になってきています。

遺伝子情報は究極の個人情報でもあり、人類共通の財産でもあるのです。

考えてみよう、調べてみよう！　正しい答えはありませんが、皆さんも考えてみてください。

①国立がん研究センター、がん情報サービスのサイトで「がんゲノム医療」について調べてみましょう。

②がんゲノム医療の「悪夢」という言葉を調べてみましょう。

③がん発症に関して遺伝要因と個人の生活環境のデータをつなぎ合わせてＡＩで解析すると、もしかしたら個人が特定されるかもしれません。研究の公共性と個人情報の保護に関してどのように考えますか？

第4章　遺伝子の働きを決めるしくみ、エピジェネティックス（エピゲノム）

遺伝子は生まれつき決まっているものですが、実際には遺伝子の働き具合は生まれた後の環境でも変わります。この遺伝子の働きを決めるしくみを、エピジェネティックス（エピゲノム）と呼びます。これも、がんなどの病気の発症などに大きく係わります。むずしいところもありますが考えてみましょう。

遺伝子の働き具合を生後に変えるしくみ

◉質問「遺伝子の変化だけでは、がんなどの病気の説明がつかないことがあると聞きました。ほんとうですか？」

エピジェネティックス（エピゲノム）は、DNAのもともとの塩基配列を変えません。ここが突然変異と異なります。DNAのまとまりである染色体に、生後に変化が加わって各遺伝子の働き方を変えることです。遺伝子のスイッチをオン・オフするようなもので、結果として細胞の働きなどが変わります。

一番重要なものは、細胞分化のプログラムです。受精卵はどんどん細胞分裂して、脳神経系、心臓循環器系、肺など各内臓、骨、筋肉、皮膚などに分かれますが、一つ一つの細胞が持っているDNAは同一です。しかし体の場所ごとにDNAの働き具合を変えることで、まったく違う働きの細胞に変わってゆくのです。これはあらかじめプログラムされています。それ以外に環境要因に影響されてDNAの働き具合が変わることもあります。

エピジェネティックス（エピゲノム）の例＝女性と三毛猫

例を見ていきましょう。哺乳類のオス、人の男性の性染色体はXYです。哺乳類のメス、人の女性の性染色体はXX（X染色体が2本）です。通常、細胞の中で同じ染色体が過剰に働くと問題が起こります。そのため女性の細胞では2本あるX染色体の1本が機能を停止（不活化）し、X染色体が1本の状況を作ります。この、女性のX染色体の不活性化をライオニゼーションと呼びます。ライオニゼーションは、エピジェネティックス（エピゲノム）の作用の一つです。

この女性のX染色体一本の不活化は、受精卵から細胞分裂が始まってくる時期（胚形成早期）に生じます。その時に選ばれるX染色体は無作為に決まるそうです。たとえば母親由来のX染色体をX1、父親由来のX染色体をX2とします。

胚形成早期はこんな感じです。（　）を細胞だとして残ったX染色体を中に書くと、（X1）（X2）（X1）（X1）（X2）（X1）となっているとしましょう。この後も細胞分裂しますが一度X染色体の選択が決まると、分裂しても引き継がれるそうです。すると続いて分裂していった細胞は【（X1）（X1）（X1）（X1）】【（X2）（X2）（X2）（X2）】【（X1）（X1）（X1）（X1）】【（X1）（X1）（X1）】【（X2）（X2）（X2）（X2）】【（X1）（X1）（X1）（X1）】という感じでどんどん大きくなります（女性の細胞内は、本来は（X1）＋（X2）ですが、細胞内ではX染色体は1つしか働かせられないので、活性化しているX染色体は、細胞内では（X1）もしくは（X2）となり、混在はしません）。このように体の中に【X1】が選ばれている細胞のグループ・器官と【X2】が選ばれている細胞のグループ・器官が混在します。これをモザイク状態といいます。

たとえばX染色体劣性遺伝病では、X染色体の上の遺伝子の病気です。男性のX染色体に遺伝子変異があると全細胞に影響し病気は重症化します。女性では通常、父親由来か母親由来のどちらかのX染色体に遺伝子変異があるので、その変異X染色体の発現した細胞のグループ・器官だけに病気が及びます。そのモザイクの影響範囲の臓器や細胞は女性によって異なります。従って女性ではまったく症状がない人からかなり症状がある人まで幅があります。

三毛猫の毛の色もメスのX染色体の影響です。前の例でX1に黒毛の遺伝子、X2に茶毛の遺伝子があったとすると、モザイク状態で黒と茶色が混ざります。少し複雑ですがその上に白色にする遺伝子も別に働くことがあり白・黒・茶の三毛になるのです。この三毛パターンはメス猫ごとに異なるのは胚形成早期に無作為に決まるからです。

ちなみに三毛猫のクローンでも同じ模様にはならないそうですし、三毛猫にさえならない場合もあるそうです。しかしながら性格は似ているそうです。

普通はオスではX染色体が1本なので三毛になりませんが、非常にまれに性染色体がXYではなくてXXYというオスがいるので三毛猫のオスが存在することがあるのです。

妊娠早期の胎児は母親の影響で遺伝子のエピジェネティックス（エピゲノム）変化を受けます（オランダの寒い冬研究）

受精卵は母親の卵子と父親の精子から出来ますが、その時には卵子と精子のDNAにはそれぞれエピジェネティックス（エピゲノム）情報が入っています。受精卵になってしばらくするとリプログラミングといって、エピジェネティックス（エピゲノム）情報を一回消して元に戻す段階があります。これは体を正しく最初から作るための大事なステップです。しかしながら、インプリンティング（情報などの刷り込み）遺伝子と呼ばれるものがある程度あり、リプログラミングにかからず、エピジェネティックス（エピゲノム）情報を伝える仕組みがあります。

妊娠期の母親の栄養状態やストレスは、胎児のエピゲノムの状態を変化させ、子孫の一生にわたる健康状態に影響を及ぼすことが指摘されています。

「オランダの寒い冬」というのは、1944～45年の冬、第二次世界大戦中にドイツ軍占領下のオランダのある地域で起こったことでした。人々の1日の摂取カロリーが400～800キロカロリーという極端な飢餓が起こったそうです。2008年、ちょうどその頃に母親が妊娠して生まれた人たちを対象に調査・研究したところ、母親が妊娠初期（10週間）に飢餓環境を過ごした子どもたちは、その後の人生で、肥満などの生活習慣病になるリスクが高いことがわかりました。さらに彼らの遺伝子を飢餓環境に晒されなかった同性のきょうだいと比較すると、IGF2という成長に関わる遺伝子が変化している（つまり、胎児期の飢餓でインプリンティング遺伝子が変化して、エピゲノム情報の一部が変化して伝わった）ことが分かったそうです。一方、妊娠後期に飢餓環境に晒された母親の子どもには、IGF2の変化は見られませんでした。**（付章㉔参照）**

つまり妊娠初期に母親が飢餓になったので、早期の受精卵もしくは早期の胎児は、飢餓に耐えられるように血糖値が高くなるように遺伝子のスイッチを入れて体を作ったと考えられます。しかしながら妊娠後期ではそのようなスイッチは入れられませんでした。

がんとエピジェネティックス（エピゲノム）、アンチエイジングも

がんは多段階の細胞の遺伝子変化を経て発生すると言われています。その中には、突然変異もありますし、エピジェネティックス（エピゲノム）変化もあり、これらが積み重なることでがん細胞になります。

たとえば胃がんでは、ピロリ菌感染による慢性炎症が続くと、胃粘膜の細胞にDNAメチル化異常

というエピジェネティックス（エピゲノム）変化が誘発されます。また食道がんでは、タバコを長期にわたって吸い続けると、食道の上皮にDNAメチル化異常や突然変異が誘発されます。これらのDNAメチル化異常や突然変異が蓄積すると発がんにつながります。

実際に国立がんセンターを中心とする研究で、早期胃がんを発症し内視鏡切除した患者さん約800名の、胃粘膜サンプルでDNAメチル化を調べ、毎年1回の内視鏡検査を行い平均5・5年間経過観察したところ、DNAメチル化の一番強い4分の1のグループの人では、一番弱い4分の1のグループの人と比べて約3倍の確率で新規胃がんが発生しました。**（付章㉕参照）**

またDNAのメチル化を押さえる薬が開発されてきていますが、がんだけでなく糖尿病、免疫疾患、アルツハイマー病、統合失調症など、エピジェネティックス（エピゲノム）変化が関係する病気の治療につながる可能性があると考えている医師もいます。

DNAメチル化年齢という概念を提示している人もあり、人のすべての組織のDNAメチル化の程度と実際の年齢が相関しているそうです。年の割に若いとか、逆に老けているという人が居ます。その場合、血液や組織のDNAメチル化を計測することが体の本当の年齢を示す可能性があります。**（付章㉖参照）**

考えてみよう、調べてみよう！　正しい答えはありませんが、皆さんも考えてみてください。

①三毛猫の毛の色を調整する詳しい仕組みを調べてみましょう。
②クローン動物がまったく元の動物と同じでない理由を調べてみましょう。
③がんの発症原因のうちエピジェネティックス（エピゲノム）に関係するものを調べてみましょう。

第5章　ゲノム薬理学とＨＬＡ検査

　ここでは薬の効き方や副作用に関係する遺伝子の働きに関して考えてみます。遺伝子を調べることで、一人一人により適した薬が選べるかもしれません。

薬剤重大副作用情報をどう考えるか

◉質問「薬は本当に安全ですか？　週刊誌でよく『飲んではいけない！』と特集がありますが」

「毒にも薬にもならない」という言葉があるように、薬は毒性があって当たり前と考えられています。従って、人が服用して必要な効果が出るものの、不必要な害が最低限になるように、製薬会社が薬の製造をおこない、投与する管理を専門免許を持つ医師や薬剤師が行うのです。

たとえば漢方薬の成分の附子（ブシ）はハナトリカブトまたはオクトリカブトの塊根を加工調製したものです。生のままでは大変に毒性があるので加熱加工して低毒性にします。

またボツリヌストキシン（ボトックス）は、ボツリヌス菌が産生する複合体毒素で非常に毒性の強い神経毒です。これをボトックス注射として低毒性にして使用します。これは痙性麻痺《けいせいまひ》の筋肉の緊張をとったり、美容でしわ取りなどに利用されています。

米国では薬剤性有害事象（ＡＤＥ）はアメリカ食品医薬品局（ＦＤＡ）に報告されます。論文によると、重大な薬剤性有害事象は２００６年から２０１４年の間に約90万件発生し、内訳は24万４０００件の死亡、７万２０００件の身体障害、58万５０００件の他の重大疾病でした。一番多いものは抗がん剤ですが、１０００件以上の報告のあった薬剤は38種類ありました。**（付章㉗参照）**

日本の報告の論文では、入院患者における薬による健康被害（薬剤性有害事象）の発生率を多施設研究で検証しました。薬剤性有害事象は１００入院あたり29件、１０００患者・日あたり17件発生していました。薬剤性有害事象のうちの６％は命に関わる健康被害であり、33％は相当な症状を引き起こしていました。**（付章㉘参照）**

ちなみに２０１１年の日本の入院患者数は１３４万人と推定されています。入院日数は平均32日でした。そうすると１３４万人×32日＝約４２９０万人・日となります。１０００患者・日あたり薬剤性有害事象17件で計算すると、薬剤性有害事象は73万件程度あったと考えられても良いでしょう。そのうち重大なものは６％なので、年間４万４０００件程度あったと思われます。しかしながら長期療養型病院など薬剤をあまり使用していない入院が多いことも考えると、人口当たり米国と同じくらいの薬剤性有害事象があったと考えられます。

日本で1年間に4万4000件の重大な薬剤性有害事象があるということを、どう思われますか？

しかしながら薬剤性有害事象を考えるときには、薬の使用目的や有効性、総使用量との兼ね合いを考える必要があります。重大な有害事象の主なものは抗がん剤によるものが多く、これは元々の目的を考えると仕方ないとも考えられます。

またたとえば、アセトアミノフェンは子どもにも安全な鎮痛薬として一般の風邪や鎮痛解熱の市販薬に多く含まれています。新型コロナ感染の際やワクチン接種の際に一番安全な薬として推奨されたことを覚えておられる人もいると思います。日本では通常1錠500㎎以下（1回1錠で1日4回まで）です。がんの緩和ケアでは1日4gまで服用可能と考えられています。ですからアセトアミノフェンは風邪薬、鎮痛薬、解熱の一般薬及び処方薬としては他の薬剤と比較できないほどはるかに膨大な量が服用されています。米国の論文では薬剤性有害事象の死亡原因薬剤の5番目で764例の死亡例が報告されています。これは過失もしくは故意で超大量を服用して肝臓機能不全になったものと考えられます。FDAはアセトアミノフェンの使用方法に関して制限をかけるなどのことはしていません。

週刊誌で「危険だから服用してはいけない」と時々取り上げられるコレステロールを下げるスタチン系薬剤に関しても同様です。スタチン系薬剤は明らかに心筋梗塞などの動脈硬化性疾患の発症や再発を予防します。量にもよりますが死亡を含む重大事象を40％以上予防することが知られています。アトルバスタチンはその代表で、米国の論文の身体障害の原因となる薬として10番目に取り上げられていますが、もちろん禁止されていませんし、2004年には全世界で260億錠以上処方されています。その後はジェネリック医薬品も多数発売され、現在はこれをはるかに超える量でしょう。統計によるとアトルバスタチンによる死亡の報告は1000万件処方（錠数ではありません）に対して2例以下です。

厚生労働省のNDBオープンデータによると、日本では2014年にジェネリックも併せてアトルバスタチンは約8億6000万錠処方されました。患者さんが1か月に1回30錠処方されたと考えると、約235万人（8億6000万錠÷365錠）に対して2800万件（235万人×12カ月）以上処方されたでしょう。推定死亡報告は6例以下となります。ちなみに日本の1年間に交通事故死亡者数は3000人程度であり、230万人あたりなら1年間に約60人の交通事故死者になります。

ヨーロッパでも、雑誌に「スタチン危険」という記事が出ることがあるそうで、そのようなときにスタチン系薬剤を自己判断で止める人が増えて、その結果として心筋梗塞になる人が増えたという報告があります。ちなみに心筋梗塞の死亡率は約30％です。

いろいろな情報は自分でよく吟味する必要があります。

薬の働きに関して大事なことと学問

処方薬は本質的に安全で効果が出るように開発されています。薬の働きについて現実的に大事なことは、「自分は薬が効く体質なのか？　副作用が出やすい体質なのか？」ということと「薬と薬の組み合わせによる相互作用はあるのか？　効きすぎるとか、効かなくなることはあるのか？」ということでしょう。

薬の学問はいろいろありますが、主に3つです。薬力学、薬物動態学とゲノム薬理学です。薬理遺伝学はゲノム薬理学の一部です。

薬力学は、細胞表面にある薬の受け入れ窓口（薬物受容体）での、薬の濃度と薬の効果の関係を研究する学問です。薬物受容体に薬が結合すると、その情報を細胞内へ伝達して生体に反応を起こさせているのです。

薬物動態学は、薬を服用すると消化管で吸収され、血液中に入り、必要な体の部位に届き、肝臓などで代謝されて分解され、また腎臓から尿へ、もしくは腸から便に排泄されて血液中から消えていく流れを調べます。つまり「吸収」「体内分布」「代謝」「排泄」を研究する学問です。

ゲノム薬理学は薬の効く各段階で、DNAなどの遺伝子的な違いがどのような治療効果と副作用の面に影響を与えるかを研究する学問です。

薬と薬の相互作用は薬力学と薬物動態学で考えます

◉質問「薬と薬の組み合わせによる相互作用はありますか？　効きすぎるとか、効かなくなることはありますか？」

薬物動態学での相互作用は、複数の薬を併用した時に「吸収」、「分布」、「代謝」、「排泄」において、お互いにどのような影響をあたえるかということです。

薬力学での相互作用とは、同様の、あるいは相反する薬理作用をもつ薬同士を併用した場合に、薬物受容体の上で薬の効果が変化することをいいます。その中には、相加作用、相乗作用、拮抗作用があります。

相加作用は、併用した場合の薬の効果が、それぞれの薬効の和として現れる（1+1=2）ことです。

相乗作用は、併用した場合の薬の効果が、それぞれの薬効の和より強く現れる（2×4=8）ことです。薬の効き方が2つの異なるルートで同時に効くときに現れます。

拮抗作用は、併用した場合の薬の効果が相反して弱められることです。つまりBという薬が受容体に結合してAという薬を追い出したり、Aの働きを弱めたりするので、（2−《マイナス》1=1）のようになります。

グレープフルーツは薬です——薬の相互作用の実例

薬を飲むと小腸で吸収されます。その小腸の上皮にはシトクロムP450（CYP《シップ》）という酵素の一つであるCYP3A4《シップスリーエイフォー》が発現しています。CYP3A4が小腸の表面で代謝（分解）する薬剤が非常に多いのですが、食物も反応します。その代表的なものとしてグレープフルーツがあります。グレープフルーツの中にはフラノクマリン誘導体と呼ばれる化合物が含まれており、これが小腸上皮のCYP3A4の機能を阻害（邪魔）します。その結果として、薬物が分解されず多めに吸収されることになります。特にジュースのほうが簡単に大量のフラノクマリン誘導体を摂れるので問題になります。

影響を受ける薬剤は降圧剤である多くのカルシウム拮抗薬、高コレステロール治療薬の一部、抗不安薬や睡眠薬の一部など30以上知られています。CYP3A4の阻害によりこれらの薬物の血中濃度が上昇し、作用が増強したり副作用が生じたりする原因となります。

グレープフルーツジュースによるCYP3A4阻害作用は長時間持続するそうです。ですからグレープフルーツジュースで薬を飲むような事をしなければ良いというものではなく、これらの薬物内服中はグレープフルーツジュースを飲まないことが重要だそうです。

フラノクマリン誘導体はグレープフルーツの果肉より果皮に多いそうです。ですから果皮ごと絞るジュースのほうが問題になりやすいのですが、果肉でも同じような影響が出る可能性があります。またグレープフルーツ以外にフラノクマリン誘導体が含まれる柑橘類は、ブンタン、夏みかん、ハッサク、スウィーティー、金柑などです。オレンジ、レモン、みかんにはほとんど含まれていないそうです。ですからオレンジジュース禁止の話はありません。

薬を飲む際には、よく薬の注意書きを読んで、薬の飲み合わせを確認してください。

薬が効きやすいか副作用が出やすいかはゲノム薬理学で扱います

◉質問「薬が私にあっているかどうかわかりますか?」「自分はこの薬が効く体質でしょうか?」「副作用が出やすい体質でしょうか?」

第3章で、プレシジョンメディシン(精密医療)に関してオバマ前大統領の演説を引用しました。「適切なタイミングで、適切な治療を、適切な患者に届ける」ことは当然目指すべき理想です。これはがん治療だけでなく、薬の使い方全般に関して言えることです。

ゲノム薬理学検査は、特定の薬の体の中での反応と遺伝情報との関連が明らかになっている場合に実施するもので、薬剤による危険な副作用や、有効性の乏しい薬剤の投与を避けることができるなど、医療に有用な検査です。

遺伝専門医ではなくて普通の医師が提供できるものと考えられていますが、実際には普及していません。その理由は検査に時間がかかるので、薬を使う時になってから調べるわけにはいかないことが一番でしょう。「この薬を使いたいのですが、貴方にあっているかどうかは、4週間ほどしたら検査結果が出たら判ります」では間に合いません。まるで「泥棒を捕らえて縄を綯《な》う」です。次に検査が保険適用ではないことと、今までは製薬会社の研究者向けの検査が主体で、医師にさえ解釈が難しかったことが挙げられます。

最近は調べられる薬が増えて、使いやすくなってきています。そうすると、どんな薬が安全に使用できるかを先に知っておくほうが良いということになります。つまり人間ドックや健康診断の一環として先に自分のゲノム薬理学検査をしておくことが理想的だと思います。つまり「転ばぬ先のつえ」です。

どんな薬に遺伝学的情報が必要か？——民族差もある

代表的な薬物代謝酵素はシトクロムＰ４５０（ＣＹＰ）です。これには多くの種類があります。先ほどのＣＹＰ３Ａ４が薬物動態学の相互作用で重要だとしたら、薬理遺伝学（ゲノム薬理学）にとって重要なのはＣＹＰ２Ｃ19、ＣＹＰ２Ｃ、ＣＹＰ２Ｄ６です。これらのＣＹＰには心臓関係の薬や精神科関係の薬など多くの分野の薬が関係しますが、市販薬にも含まれている咳止めのコデインも入っています。

ゲノム薬理学検査の結果には民族差があります。コーカサス系、ヒスパニック系、アフリカ系はアジア系と大きく違うのはたしかですが、遺伝的素因が近いと考えられる東アジア人の中でも、中国系の漢民族、韓国人、日本人などの間で異なる場合があります。

クロピドグレルの効果＝ＣＹＰ２Ｃ19の影響

クロピドグレルは抗血小板薬の代表的な薬剤です。動脈硬化の進んだ細い血管やステントと呼ばれるメッシュ金属の筒で血管内の狭い部位を治療した後に、血栓という血の塊が出来て詰まらないように、血小板機能を抑える薬を服用します。この目的でクロピドグレルは脳梗塞の再発予防や心筋梗塞治療後・狭心症治療後の再発作予防に必ず使用するように推奨されています。

しかしながらこの薬が効きやすい人と効きにくい人がいることがわかってきました。効きにくい人にこの薬を使用して安心していたら、脳梗塞や心筋梗塞を再発症して重症の後遺症を残したり、死亡につながったりする危険性が高まります。薬の選択が大事です。

次のようにＦＤＡではクロピドグレルについて警告を出しています。

「ＷＡＲＮＩＮＧ《注意》！　ＣＹＰ２Ｃ19の機能が低下する遺伝子型の組み合わせの人ではクロピドグレルの抗血小板作用が減弱するので、他の薬剤を使用するように」ということです。

論文によると、クロピドグレル服用後の血小板機能を調べると、効果的とされる遺伝子型では１２８～１４０と低い数値に抑制されていましたが、非効果的とされる遺伝子型では１７６～２１１と高い数値であり、血小板機能はあまり抑制されていませんでした。**（付章㉙参照）**

現実的な影響は？（付章㉚参照）

欧米のデータに関する論文では、１８１５人の冠動脈疾患の患者さんに冠動脈ステントなどの治療（ＰＣＩ）を行い、その後の1年間での重大心血管イベント（ＭＡＣＥ＝急性心筋梗塞、脳梗塞、死亡）発生率を検討しました。５７２人（31・５％）がＣＹＰ２Ｃ19の機能が低下する遺伝子型の組み合わせを有していました。そのうちクロピドグレルを血栓予防に服用していた時には23・４％の人がＭＡＣ

Eを発症しましたが、別の効果的な薬剤を血栓予防に服用していた時には8・7%の人だけがMACEを発症しました。つまり効かないという遺伝子型の人にクロピドグレルを使用すると、効く薬を使った場合の約2・7倍も重大な合併症が発症しました。

このことはつまり、たとえば米国で年間100万人が冠動脈ステントなどの冠動脈治療を受け、CYP2C19薬理遺伝学検査を行わないで全員がクロピドグレルを服用したとすると、100万人×31・5%（遺伝子型の割合）×（23・4%−《マイナス》8・7%）＝4万6000人（有効数字2桁）予防できたはずのMACE（急性心筋梗塞、脳梗塞、死亡）という重大合併症に罹患するということになります。このように計算すると、薬理遺伝学検査の重要性がわかるでしょう。

以前、私が日本の循環器専門の先生に説明したら、「日本ではそんなにMACEが起こっていないから米国のようにCYP2C19遺伝子型の影響はないと思うし、薬理遺伝学検査は不要だよ」という意見が聞かれました。

実際にアジアでは欧米ほど重大心血管イベント（MACE＝急性心筋梗塞、脳梗塞、死亡）はありません。

では、アジアからの論文ではどうでしょうか。たしかにCYP2C19の機能が正常の人のMACE発症率は1・1%でした。欧米ではCYP2C19の機能が正常の人でもMACE発症率が13・7%前後と高く、アジアでは欧米と比べるとずいぶん低く、アジア人では抗血小板薬が一般的に効きやすく血栓が出来にくいようです。この差の原因は「アジア人の循環器医師のほうが治療は上手なのだ」という循環器の先生もいます。しかしながら出血性合併症は欧米より多くなっているので、薬の効き方の人種差があるようです。

さて、東アジア人でCYP2C19の機能が低下する遺伝子型の組み合わせの人では、MACEはやはり1・1%から上昇し8・8%でした。なんと8倍でした。**（付章㉙参照）**

最近、日本の滋賀医科大学から同様の研究が出ました。循環器内科で冠動脈治療を行った1580人を調べたところ、なんと68%もの人がクロピドグレルが効かないCYP2C19の機能が低下する遺伝子型でした。日本人では欧米人より比率が高いことが以前から知られていましたが、非常に高い数値です。そして重大合併症（MACE+＝急性心筋梗塞、脳梗塞、死亡、ステント内血栓、重大出血）を調べたところ、クロピドグレルが効かない遺伝子型の人たちのうちクロピドグレルを血栓予防に服用していた時には11・5%の人がMACE+を発症しましたが、別の効果的な薬剤を血栓予防に服用していた時には3・4%の人だけがMACE+を発症しました。つまり効かないという遺伝子型の人にクロピドグレルを使用すると、効く薬を使った場合の3・4倍も重大合併症が発症しました。

（付章㉚参照）

前と同じように計算すると、日本での年間の冠動脈治療は約25万人とした場合、全員がクロピドグレルを服用したとすると、25万人×68%（滋賀医大データ。全国では50%程度との報告もあります）x（11・5%―《マイナス》3・4%）＝1万4000人（有効数字2桁）が予防できたはずのMACE+（急性心筋梗塞、脳梗塞、死亡、ステント内血栓、重大出血）という重大合併症に罹患するということになります。

やはり大問題です。

クロピドグレルは脳梗塞の再発予防にも使用されています。日本人での脳梗塞発症は年間10万から20万人と言われ、年間に6万4000人が脳梗塞で死亡すると言われています。再発率は年に10%とも言われています。脳梗塞の再発時の合併症や死亡率は高くなります。有効な薬を正しく使えると、再発予防がもう少し出来るかもしれません。やはりクロピドグレルの薬理遺伝学検査が重要である理由がわかると思います。

コデインの効果＝CYP2D6の影響

咳止め薬の乱用問題を聞いたことがあるでしょうか？　咳止めの薬の主成分はコデインです。コデインは鎮咳作用を持っていますが、WHOの分類では弱い麻薬系に分類されています。代表的な麻薬であるモルヒネの約6分の1の鎮痛作用があり、副作用として嘔気・嘔吐、便秘および眠気があります。米国のFDAはごく稀ではあるが、コデイン服用後代謝の過程でできたモルヒネが乳汁に移行し、これを飲んだ乳幼児が呼吸抑制などの有害事象を起こす可能性があるとして、授乳中の女性は服用しないように注意喚起を行いましたし、日本でも子どもが服用すると呼吸抑制の可能性があるとして12歳以下の使用を禁止しました。

コデインは80％が肝臓中のCYP3A4で代謝されますが、10％がCYP2D6によってモルヒネに代謝され（変化し）、これが中枢に働き鎮咳・鎮痛作用を示します。ですからCYP2D6が重要になります。

東アジア圏の遺伝子多型を調べた研究では、日本人の6％がCYP2D6の活性が消失しています。そのような人はコデインの効果が期待できません。また38％の人はコデインの効果が減弱します。ではそのような人が多く飲んだら効くかというと、その前に副作用が強く出てしまうようです。従って44％の人にコデインの効果が期待できないもしくは期待通りにならないことになります。

実はCYP2D6の問題は効かないことだけにあるわけではありません。1～2％の人が超急速代謝型（UM）と言われ非常に早く代謝します。そうするとコデインが急速に代謝されてモルヒネが体内で多くできてしまうそうです。つまりモルヒネ内服と同じ状況です。コデイン服用後のモルヒネの血中濃度が健常者の20倍～80倍に達して呼吸が抑制された症例が報告されています。

このように、薬剤によっては代謝が早すぎることも問題になるのです。

咳止め薬乱用の人の中には超急速代謝型（UM）の人が隠れていて、モルヒネの乱用と同じ状況になっている可能性があります。

HLA型もとても重要です

HLA（ヒト白血球抗原）は白血球の血液の遺伝子の型として発見されました。その後にHLAは白血球だけでなくほとんどの細胞にあり、自分と自分以外の細胞を見分ける免疫に関わる重要な組織適合性抗原として働いていることがわかってきました。HLAはA、B、C、DR、DQ、DPなど多くの抗原の組み合わせで構成され、さらにそれぞれが数十もの異なる配列をもち、両親から受け継いだ1組ずつの組み合わせ（ハプロタイプ）は数万通りともいわれます。

HLAは自分と自分以外の細胞を見分ける免疫のしくみなので、がんの細胞免疫療法や臓器移植などの免疫に深くかかわります。また祖先の由来や、病気のなりやすさにもかかわっています。

HLAと日本人の起源

HLAは祖先から受け継いできた組み合わせが多様です。そのためにタイプを分類することで祖先の系統分析に利用されてきました。

徳永勝士先生の「HLA遺伝子群からみた日本人のなりたち」（『モンゴロイドの地球(3)日本人のなりたち』東京大学出版会）という大変興味深い論考があります。それによると、次のようなことがわかってきました。

・日本人全体で、最も多いハプロタイプ（B52-DR2）は北九州から本州の西部や中央部にかけて多いタイプで、モンゴル人においても最も多いハプロタイプである可能性がある。

・2、3番目に多いハプログループ（B44-DR13、B7-DR1）は日本海沿岸、とくに北陸地方に分布の中心があり、中国北部、韓国人、中国東北地方の満族に多いタイプである。

・4番目のハプログループ（B54-DR4）は、沖縄で最も多いハプロタイプであり、南九州、南四国や東海地方、神奈川でも比較的多く、日本の南部から太平洋側にかけて多い。
・別に縄文系と想定される別の複数のハプロタイプが南九州や北東北に存在する。

その後もHLAに関して数々の論文が出ています。

それ以外に日本人の起源に関しては、いろいろな遺伝情報が使用されています。縄文系と弥生系の差に関しては、耳垢の乾湿、指紋の模様、蒙古襞、アルコール分解能（酒に強いか弱いか）にも関係しています。

ミトコンドリアは細胞内の重要な小器官ですが、受精卵になるときには、精子と比べて非常に大きな卵子からほとんどが引き継がれます。そのためミトコンドリア遺伝子は基本的に卵子由来であり母系です。ですから母系の祖先を推定するのに使用されています。これにより推定される人類最初の女性像をミトコンドリア・イブ（イブ仮説）と呼んでいます。すべてのイブの祖先はアフリカ由来とわかっています。

性染色体のうちY染色体は男性だけが持っています。ですからY染色体は父親由来のため、こちらはアダム仮説と呼ばれています。この系統を研究すると2つの人種グループが交わった時の征服者・被征服者関係が暴力的であったか融和的であったかなどもわかると言われています。つまり現在のグループのY染色体に多様性があれば2つのグループが融和的に合体しており、もしも一定のパターンになっていたら征服者が被征服者の男性を殺戮してしまった結果であったと考えられるとの事です。

HLAを知って病気を予防

多くの研究者により、病気とHLAに関係があることがわかってきました。たとえば、HLAのタイプによっては、糖尿病にほかの人より4倍なりやすい（B54、DQB1＊04：01、DRB1＊04：05）、潰瘍性大腸炎を4倍発症しやすい（DPB1＊09：01、DR2、B52など）、ベーチェット病に9・3倍かかりやすい（B51）などがあります。

関係する領域	影響する病気
アレルギー疾患	アトピー性皮膚炎、喘息、花粉症
自己免疫性疾患	関節リウマチ、バセドウ病、1型糖尿病
感染症	B型肝炎、C型肝炎
心血管疾患	心筋梗塞、安定狭心症
生活習慣病	2型糖尿病、脂質異常症
悪性腫瘍	肺がん、肝臓がん
臓器疾患	肝硬変、ネフローゼ症候群
身体測定値	身長、肥満
血液検査	赤血球数、赤血球係数、白血球数、白血球分画、血小板数
生化学検査	脂質、糖代謝、血清蛋白、クレアチニン、尿酸、カリウム、リン、AST、ALT、ALP、CK、LDH,
生理検査	収縮期血圧、平均血圧

最近、次世代シークエンス技術と機械学習を用いて日本人17万人のデータを解析し、網羅的なHLAと疾患の関連が大阪大学を中心としたグループから発表されました。日本人集団におけるHLAが11パターンで構成されており、その個人差が、病気や量的形質を含む50以上の表現型に関わっていました。

（付章㉛参照）

ただし、マーカーとなるHLAをもつ人が必ず発症するわけではありません。自分のHLAを自覚することによって、日頃から体調に気を配り検診回数を増やすなどの自己管理で病気を防ぐことができます。

カルバマゼピンとアロプリノール

ＨＬＡは薬剤の重篤な副作用発症にも関係しています。

カルバマゼピンは三叉神経痛の第一選択薬剤です。しかしながらＦＤＡは「ＨＬＡ-Ｂ＊１５０２の人では死亡する場合もある重篤な皮膚合併症であるスティーブン・ジョンソン症候群などを発症する可能性がある」と警告しています。アジア内でもこのＨＬＡ型の頻度は大きく異なり、ＨＬＡ-Ｂ＊１５０２の保有率はフィリピン、タイ、香港、マレーシアでは15％以上、台湾では約10％、日本と韓国では１％未満と言われています。中国人の漢族に多いのです。ですから日本のＷＥＢサイトでは三叉神経痛の第一選択薬はカルバマゼピンと記載されていますが、台湾では使用しないという神経内科医師がいます。

またアロプリノールは古くから高尿酸血症・痛風の第一選択薬として使用されてきました。しかしながら「韓国人、中国人の漢族、タイ人には多いＨＬＡ-Ｂ 58：01ではアロプリノールによる重大皮膚障害が起こりやすいのですが、特に腎機能障害がある人ではその可能性が上がる」という情報も知られています。

日本にも、中国系、韓国系、東南アジア系の人が多くなっています。それ以外の人も多くなっています。過去の日本人だけの常識で薬を使うことは危険だと言えるでしょう。

対策は？　ゲノム薬理学やＨＬＡで薬の副作用が全部わかるでしょうか？

私は、人間ドックや健康診断の一環として、先に自分のゲノム薬理学検査とＨＬＡ型検査をしておくことができれば理想的だと考えます。血液型のＡＢＯ型を知っておくのと同じことです。それを携帯のアプリや電子的なお薬手帳に保存しておくのです。医師が薬剤を処方したり、薬局で受け取る際にチェックできるようになると良いでしょう。これは自分で持つ医療カルテである、パーソナル・ヘルス・レコード（ＰＨＲ）につながるものと私は考えます。

ゲノム薬理学やＨＬＡを調べても、次のようなことはわかりません。ご注意ください。

⑴アスピリンアレルギーのような薬のアレルギーは、後天的なアレルギー・過敏性反応です。免疫系が何らかの原因でその薬剤に対して反応しています。先天的情報であるゲノム薬理学やＨＬＡでは一部の重大反応しかわかりません。

⑵薬と薬の飲み合わせは、前記のグレープフルーツのように、薬物動態学的相互作用や薬力学的相互作用によるものです。ですからこれはゲノム薬理学やＨＬＡでは予測できません。

⑶前立腺肥大症に使えない薬や緑内障に使えない薬があります。これを禁忌薬といいます。これは病気との組み合わせで決まってきます。先天的なゲノム薬理学やＨＬＡとは関係ありません。

考えてみよう、調べてみよう！　正しい答えはありませんが、皆さんも考えてみてください。

①自分の服用している薬が付章の１４３ページの表にあるリストにあるかどうか調べてみましょう。
②身近な人に薬の副作用があったかどうか、どんなものだったか聞いてください。
③グレープフルーツ以外にも薬と相互作用を持つ食品やサプリメントを調べましょう。

第6章　全ゲノム検査と常染色体優性遺伝疾患の未発症者診断

この章では自分自身の全ゲノム情報を調べることが現実的になってきたというお話と、その際にわかってしまう将来発症の可能性が高い病気にどう向き合うか考えてみましょう。

急激な技術的革新で格段に安くなった

◉質問「全ゲノム検査が手軽に買える時代になったというのは、本当ですか?」

2000年になってヒトの全ゲノムが解読できるようになりました。米国ゲノム研究機関の統計によると、2001年9月に全ゲノムを解読するのにかかった費用は9526万3072ドル（約105億円）でした。次のページのグラフは米国ゲノム研究機関のウェブサイトからの引用です。技術革新は目覚ましく、価格はどんどん下がってきました。2020年には1000ドル以下になっています。なんと約10万分の1です。

技術革新については、半導体の進化に関してムーアの法則という経験則がありました。これは一つの集積回路（ICチップ）に入る素子《そし》（トランジスタなどを含む単位）の数は18ヶ月ごとに倍増するというもので、5年で約10倍、10年で約１００倍のペースで集積度が向上しており、これが工業技術の進化スピードとして認識する一つの基準となっています。遺伝子検査のスピードははるかに上回っています。

ちなみにこれは解読するだけの費用で、結果の意味づけを分析して解説してもらうにはもっと費用がかかります。しかしながら、全ゲノム検査が手軽に買えるようになったことはたしかです。

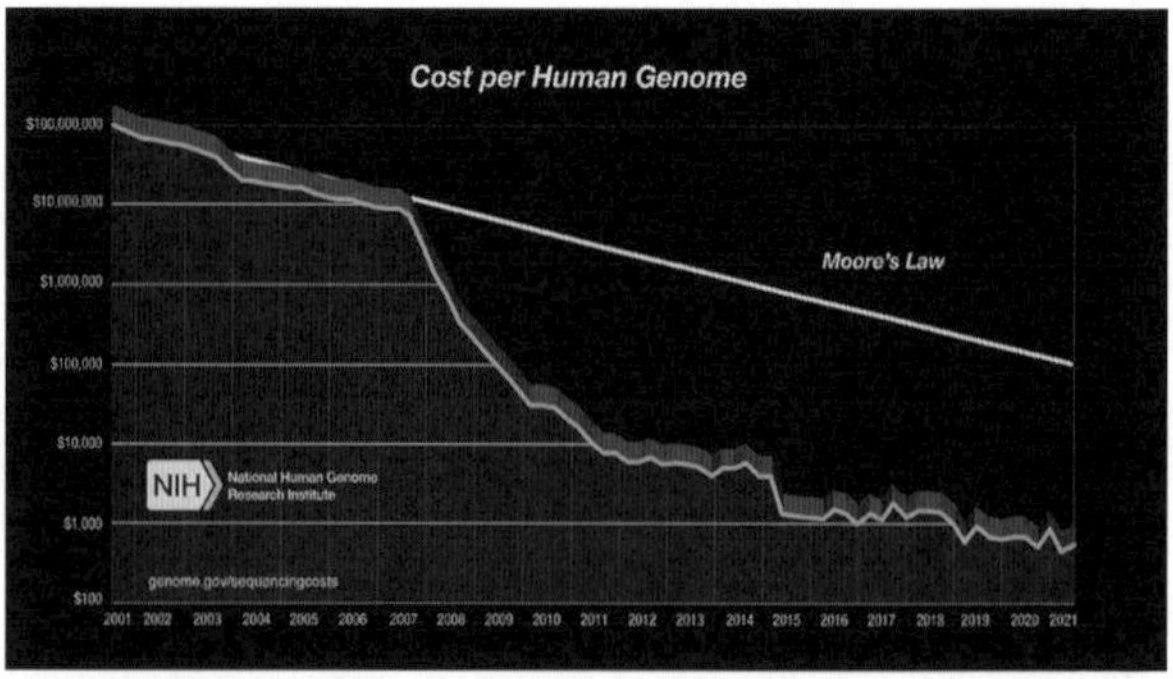

（出典）https://www.genome.gov/about-genomics/fact-sheets/Sequencing-Human-Genome-cost

縦軸は　検査当たりの価格で常用対数の軸であり、1目盛りにつき 1/10 になります。一番上は1億ドルであり一番下は 100ドル。横軸は年であり一番左は 2001 年で一番右は 2021 年。斜めの直線はムーアの法則を示しており、5 年で 1 目盛り（1/10）低下しています。全ゲノム検査の価格の曲線は 2007 年ごろからムーアの法則の直線を急激に下回ってきたことがわかります。

全ゲノムが解読できることと遺伝子の意味が分かることとは同じではありません

全ゲノムは30億塩基です。ＤＮＡの塩基は、アデニン（A）、チミン（T）、グアニン（G）、シトシン（C）の4種類です。これがＡＴＧＣの４文字だけで記載されている本だとすると、1冊に１００万文字含まれる本が３０００冊あるという換算になります。このＡＴＧＣの並びが分かったとしても、この意味を解読するには全世界で努力しても決して容易ではありません。この内容にはなんといっても数億年の生物進化の背景が含まれているのですから。エジプトの神聖文字を読むためにはロゼッタストーンが必要でした。ゲノムの意味解釈のためには、全人類や動物や植物の遺伝子情報と疾患や機能の情報を比較して、つなぎ合わせて解釈するための非常に多くの「ロゼッタストーン」が必要で、それをＡＩの力も借りて研究を継続することになるのでしょう。

全ゲノムの解析や意味づけに関わる学問をバイオインフォマティクスといいます。遺伝子検査では、バイオインフォマティクス専門家が非常に重要な役割を果たしています。そしてこのような遺伝子と疾患の関連情報は一つの会社や研究機関の中だけでなく、世界中で共有することでより有効に利用でき、発展していきます。前にも述べましたが、このようにゲノム情報は高度な個人情報ではありますが、人類共通の財産とも言えます。ですからゲノムの遺伝子変異情報を特許・パテント化することは許されていません。

各国の全ゲノム検査状況

２００８年より英国を中心に１０００人のゲノム研究が開始されました。これには米国、中国、日本も参加し、全世界で１０００名以上の全ゲノム情報を集め、人類及び各民族での全ゲノム基本データをまとめることができました。

その後、各国でそれぞれのゲノムデータベース作りが進んでいます。

たとえば英国では２０１２年よりNational《ナショナル》 Health《ヘルス》 Service《サービス》（NHS）の資金で、希少疾患患者とその家族、がん患者を中心に10万人ゲノムプロジェクトGenomics《ゲノミックス》 England《イングランド》を開始しています。

またカタールでは最終的に全住民の全ゲノム情報を集めてヘルスケアに役立てるためのQatar《カタール》 Genome《ゲノム》 Project《プロジェクト》が開始されており、すでに約1万４０００名の全ゲノム情報が解析されています。

日本では東北メディカルメガバンクを中心に解析が進み、２０１７年には約３５００名の全ゲノム情報から日本人の基準となる参照遺伝子配列を決定し公表しました。今までの全ゲノム情報は欧米のデータを基に作成されていたため、日本人に多い遺伝子配列を見逃す可能性があったそうです。日本人の基準ゲノムデータで解析することで、より正確な検査結果が出せるようになりました。

アイスランドとフェロー諸島――均一な民族と充実した家族歴でゲノム検査の重要地域

アイスランドとフェロー諸島は、ともに北海の島国です。島に入植以来の外部からの流入が少なく、遺伝的に非常に均一です。また家族の歴史がしっかりと記録されており、血縁関係や病気の情報が高い精度で得られます。

アイスランドの人口は約32万人で、ノース人とケルト人が9世紀に入植して以降、人種はほぼ均一のままです。

アイスランドは１９９８年に保健医療分野データベース法、２０００年にバイオバンク法を成立させ、国が医療情報・遺伝情報を統一管理できる仕組みを作りました。そして遺伝子検査会社のdeCODE genetics と契約し、全ゲノム検査は一部にすぎませんが全国民の3分の1の遺伝子解析を行いました。目的は疾患の原因遺伝子の解析にあります。

今までにいろいろな結果が報告されていますが、2020年には、太古のネアンデルタール人のゲノムの遺伝的断片が、現代の欧州人の遺伝子プールにも残っており、前立腺がんリスク、鉄滞留、血液凝固速度、および身長に関連しているということが分かったそうです。

もう一つ、フェロー諸島はアイスランド、イギリス・シェットランド諸島、ノルウェーの中間に位置する群島で、デンマークの自治領で人口は約5万人です。こちらはアイスランドよりもっと遺伝的にユニークです。

政府の公式WEBサイトによると「過去及び現在のフェロー諸島の住民15万8000人のうち、14万9000人が遺伝的に一人の男性Clemen Laugesen Follerupに関係している。彼は17世紀の牧師で各村にあわせて23人の子どもがあり、66人の孫は27の村に居住していた。また1900年から1910年ごろに出生した島民の両親は、大多数が従妹婚か又従弟婚であった。また家系図は1650年までさかのぼれる」ということで、クレメン牧師の血族が過去から現在までの全人口の94%という超大家族を形成しているそうです。

この均一性に目を付けた自治政府は、2006年にバイオバンクを設立し、FarGenプロジェクトを開始しました。現在は5万人の島民のうち3万3000人が参加しているとのことです。このプロジェクトを広げる際には、高校生にバイオバンク参加の重要性を強調したら、高校生が両親を説得して参加するようになったといわれています。

これらのプロジェクトにより、今後も膨大な遺伝学的情報が得られるとともに、それらの情報が精度の高い疾患情報に結びつけられるので、疾患の原因探求や新薬開発につながると期待されています。

ある意味、Clemen牧師の「努力」のおかげです。

優性遺伝とは何でしょう。未発症者の問題とは？

常染色体は両親から1対ずつ合計2本もらっています。その方法に遺伝子変異があった場合に、病気を発症する疾患を常染色体優性遺伝性疾患と言います。片親がその疾患を発症しているときには、その親から2本の染色体のうち正常もしくは変異のどちらかを受け継ぐので、理論上は50%の確率で発症します。

そうすると、医学倫理的には、常染色体優性遺伝の情報はその人に伝えるべきだと考えられます。

しかしながら現実はそうとは限りません。変異遺伝子を持っていても発症の年齢が若い場合もあれば高齢になってからの場合もあります。また発症しないこともあります。これを浸透率といいます。浸透率が20%であれば変異遺伝子を持つ人でも、平均で5人に1人しか発症しません。片親が疾患を発症していても、子どもは平均で10人に1人しか発症しないことになります。

この浸透率が医師の判断に影響します。浸透率が100%なら、医師は治療や予防が可能な手段があればそれに集中できるでしょう。治療不可能な疾患でも遺伝を受け継いだ人の人生で必要な決断ができるように考えるでしょう。ところが浸透率が10％ならどうなるでしょうか？

治療や予防可能な疾患では、欧米では情報をしっかりと伝えて自分で決める権利があると考える傾向があるので、発症しない可能性が高くても、予防や治療法に関してその人に伝えるでしょう。日本ではその人に無用な心配や費用をかけたくないという心情を持つ医師もあり、発症率が高くない疾患は発症の傾向が出るまで伝えない、もしくは遺伝子検査自体を勧めない傾向があります。治療不可能な疾患ならその傾向が一層明確です。

これには、そのような未発症者をサポートし検査する体制や保険制度、遺伝的差別を禁止する法制度の有無など社会的な基盤の差異も大きく関係します。日本はそれらの基盤がぜい弱です。

また大きな問題として、家系内で遺伝子変異を共有する可能性が高いため、家系全体へのサポートなどが必要になります。

遺伝カウンセリング体制や保険でのサポート体制の問題など、実際に遺伝子検査が保険適用になった遺伝性乳がん卵巣がん症候群の、患者さん及び未発症者のご家族で問題になってきています。

詳しくは、追加情報の項目でご覧ください。

成人発症の常染色体優性遺伝疾患——米国臨床遺伝学会（ACMG）推奨疾患

米国臨床遺伝学会（ACMG）は2013年と2016年と2021年に、ACMG推奨としてゲノム検査で発見された場合に本人に知らせるべき常染色体優性遺伝性疾患を発表しました。それは成人発症の遺伝性腫瘍と循環器・代謝関連の73遺伝子が関係する疾患で、発症予防・早期発見の観点から予防医学において重要な役割を果たすと考えられます。

これを決定するにも、多くの議論がなされてきました。特に2013年の論文（**付章㉜参照**）には詳しく書かれています。本人には病的な意味合いがはっきりしている遺伝子変異のみ伝え、意味合いがまだ臨床的意味が確定していない変異（VUS）は伝えません。それはVUSを伝えることで不安材料だけ増して医学的な利点が低いと考えられるからです。また第二版の2016年の論文（**付章㉝参照**）では、今後、薬理遺伝学も含めるべきだという議論が出てきています。

この推奨に対してすでに世界中で取り組みが始まっており、米国のGeisinger《ガイシンガー》グループはMycode《マイコード》プロジェクトを開始し、2021年8月現在、27万5000名以上の健常人ボランティアが参加し、一部の人にエクソーム検査を行い、すでに2682名に有所見結果（遺伝性乳がん卵巣がん症候群（HBOC）、家族性高コレステロール血症、リンチ症候群、心筋症などの病的変異）の結果を開示しています。彼らは対象となる健常人（95％が白人種です）の2％に有意な結果が得られるものと推測しています。

日本人では人種差があり多い疾患がやや異なる

循環器疾患では、家族性高コレステロール血症（0・2〜0・5％）と血液凝固因子のプロテインS異常症（特にプロテインS徳島（Lys155 Glu）＝1％以上）の頻度が高いことが知られています。また最近、一般の日本人の乳がんの大規模解析が発表されました。そこでは遺伝性乳がん卵巣がん症候群（HBOC）に関連する遺伝子群を検討したところ、BRCA2、BRCA1および他の9つの遺伝子に病的遺伝子変異が見つかりました。あわせて乳がん患者さんの5・7％に見つかったことになります。また健常人の0・6％にも同じ病的遺伝子変異が見つかりました。もう一つ大事なことは、病的遺伝子変異があっても必ずしも若年で乳がんを発症するわけでなく、80歳代で発症した人もあり、病的遺伝子変異の意味合いが均一ではないことが分かりました。**（付章㉞参照）**

また大腸がんと子宮体がんなどに関係するもう一つの代表的な遺伝性腫瘍症候群であるリンチ症候群も健常人の360分の1に保因者がいると言われています。

やはり日本でも健常人の中に成人発症の常染色体優性遺伝疾患の病的遺伝子変異は2％以上見つかる可能性があると考えられます。

また病的変異に近いVUSや中間的リスクと考えられる遺伝性腫瘍関連遺伝子の病的遺伝子変異が含まれてくると、今後は2％よりもっともっと増えてくる可能性があります。

これはどんな意味を持つのでしょうか？　成人発症優性遺伝性疾患はまれなものと従来は考えられていました。

日本人間ドック学会の報告では、2012年の人間ドック+健康診断受診者総数は年間約300万人であり、そこから推測すると、乳がん関連遺伝子病的変異を持つ健常人は0・6％なので、1万8000人、何らかの成人発症優性遺伝疾患を持つ健常人は2％と仮定すると6万人存在することになり、これらの重大疾患を発症する可能性が高い人が、予防医学的には無視できない大きな数であることが分かります。

ちなみに通常の人間ドック受診者で経過観察できた人のうち、がんが見つかった人は0・39％であり、上記の2％以上と比べても、一般的な広いスクリーニングではがん発見率はそれほど高くないことが分かります。

そうすると、遺伝的にハイリスクグループへの集中的なアプローチがいかに重要であるかが分かります。

しかしながら前記のように、病的遺伝子変異が見つかっても必ずしも発症するわけではないので、どのような検査をどのくらいの頻度で、何歳まで行えばよいのか不明であることが問題です。そして、それにかかる費用も通常は自費になるので大問題です。病気がいつ発症するかわからない不安も大きなストレスでしょう。

遺伝子を共有する家族・親戚にも伝えるべきですが、大変難しい問題が出てくるかもしれません。

遺伝的なリスクの高い未発症者をサポートし検査する体制や保険制度、遺伝的差別を禁止する法制度の確立など、社会的基盤の確立が重要になります。

考えてみよう、調べてみよう！　正しい答えはありませんが、皆さんも考えてみてください。

①もしもあなたが浸透率10％の遺伝性腫瘍疾患の遺伝子変異があり、ただしその変異は病的変異に近いものの、はっきりと確定的ではないと言われたらどう感じますか？

②①に関して、腫瘍は未発症なので保険適用ではありません。その腫瘍発症を毎年チェックするドックに20万円かかり、一生涯続くとしたらどうしますか?

③ブルガダ症候群という突然死につながる遺伝性不整脈疾患があります。明らかな家族歴はありませんが、心電図でひっかかり遺伝子検査を受けると疑いがあるとわかりました。今まであなたには不整脈に関わる症状はありません。しかしながら遺伝子変化があっても20％の発症リスクと言われました。問題は、症状の初発が突然死である可能性が高いということです。治療・予防法として、体内埋め込み型の除細動器があります。しかし除細動器を埋め込むと「いつ突然電気ショックが心臓にかけられるかもしれない」という不安にさいなまれる人がいるそうです。どうしますか?

④もしご自身に遺伝子変異があることが分かった時には、長年仲が悪い兄弟にはどのように知らせますか? もし知らせたら、自分が伝染病の病原体であるかのように嫌うかもしれません。

第7章　全ゲノム検査と保因者《キャリア》診断、出生前診断、着床前診断

この章では、もっと微妙な倫理的問題を含んでいることを考えます。遺伝情報による差別、障がい者差別、生命の選別など、重い話になるかもしれません。

保因者（キャリア）診断とは

◉質問「保因者《キャリア》診断とは何でしょうか？　どんな良いことと悪いことがありますか？」

保因者《キャリア》診断とは非発症者保因者診断と呼ばれており、常染色体劣性遺伝疾患や女性でX連鎖遺伝疾患の疾患関連遺伝子変異を持つ人のことをいいます。本人は健康であり一般的にはその疾患を発症することはありませんが、子孫にその疾患を発症する人が生まれてくる可能性があります（今後は劣性遺伝は潜性遺伝という名前に変わります）。

本人の健康管理よりも、子どもの出生前診断や妊娠前の着床前診断に関係してきます。その先に受精卵選択や妊娠中絶などの重大事項に直面する場合もあります。

しかしながら、前章の常染色体優性遺伝や男性のX連鎖遺伝疾患で未発症者の人の発症前診断とは異なります。それらは直接本人の病気に関わるため、慎重なカウンセリングが必須だからです。

日本医学会の「医療における遺伝子検査・診断に関するガイドライン（2011）」によると、「非発症保因者診断は通常は当該疾患を発症せず治療の必要のない者に対する検査であり、原則的には本人の同意が得られない状況での検査は特別な理由がない限り実施すべきではない。」と記載されています。

日本では、現実的には本人が要望した場合にのみ、遺伝専門家が疾患の遺伝カウンセリングを行い、検査を行った場合と行わなかった場合のメリット・デメリットを説明して、なおかつ遺伝医療チームで検討するとされています。本人の同意があったとしても非常に慎重な手続きです。なぜなら、保因者診断は、本人は将来その重大な病気にはかからず子どもや子孫がその病気になるかもしれないレベルの診断ですが、それでも本人が病気になるかもしれない時と同じレベルで対応していれば問題はないだろうと、「石橋を叩いて渡る」ように考えているからでしょう。その理由に関しては未発症者の人の発症前診断に準じた手続きを取っているのが一番安全だと感じているからでしょう。

保因者診断を行っても、その先に関係する子どもの出生《しゅっしょう》前診断や妊娠前の着床前診断が日本ではかなり制限されているので、現実的な意味が少ないと考えられるのも一因と思われますし、保因者と判明した際に結婚の自由の制限を受けたり「汚名」をきたりする可能性が少しでもあることが、より慎重にさせていると思われます。

います。

日本の倫理感と外国の倫理観――倫理観の多様性

では、米国ではどうでしょうか？　米国産科婦人科学会の委員会勧告では下記のように推奨しています。

・すべての妊婦に保因者診断スクリーニングに関する情報を提供すべきである。カウンセリング後に保因者診断スクリーニングを拒否してもよい。

・保因者診断スクリーニングは、理想的には妊娠前に行うこと。

・もしも特定疾患の保因者と判明した場合には、パートナーにもスクリーニングテストを提供しなければならない。

・両親ともに保因者と判明した場合には遺伝カウンセリングを提供し、子の出生前診断やリスクを減らす方法を話し合うこと。また家族や親戚にも情報を提供して注意喚起をすること。

・検査に関わる判断は遺伝カウンセリングのもとに行われるが、決定は本人・カップルが行うこと。

・商業的な遺伝子検査を受ける可能性に関しても専門家と相談すること。…など。

保因者診断対象の疾患は、脊椎性筋萎縮症、嚢胞性繊維症、ヘモグロビン疾患（サラセミア、鎌状赤血球症）、脆弱X症候群、中欧・東欧出身のユダヤ人の遺伝疾患、テイ・サックス病などです。

これらの疾患は日本ではまれであり関係ないと思っておられるかもしれませんが、アジア系アメリカ人の中では脊椎性筋萎縮症の保因者は53分の1であり、嚢胞性繊維症の保因者も94分の1の比率でかなり多く存在するそうです。

前記のように、米国では保因者診断後の対策や意思決定も含めて、より情報を広く提示して自分たちで決めてもらう態度が日本よりも明確です。

日本では「めったにない疾患」という印象があるので、情報の弊害を恐れて「知らない権利」に重点を置く倫理観になっていると言えるでしょう。しかしながら南アジア、中東地域など血族結婚が多い地域では、保因者診断の重みが違ってきます。つまり「避けられる病気は避けるようにしよう」という倫理観です。前述のカタールでは、最終的に全住民の全ゲノム情報を集めてヘルスケアに役立てるためのカタール・ゲノム・プロジェクトが開始されていることも、これに関わっている可能性があります。詳しくは追加情報をご覧ください。

このように倫理観は置かれている地域や状況で変化します。皆さんが持っている倫理観に関しても、絶対的なものと思わず、その基礎や前提を見つめなおす必要があります。

全ゲノム検査による大規模保因者スクリーニングに関して

第1章でご紹介したように、23andMe社は、対象人種を特定して44疾患の保因者診断を提供しています。

常染色体劣性疾患は、稀なものも含めると数千あるともいわれています。

エストニアでは２００１年より国立ゲノムセンターが開設され、無料の遺伝子検査を提供してＤＮＡデータを収集し個別化した国民健康アドバイスに用いる計画があります。エストニアは世界で最先端の電子化された行政府があり、いろいろな情報が登録されています。すでに5万人分のＤＮＡを収集して遺伝的な疾病研究に利用していますが、予防医療の発展のためにさらに10万人分の遺伝子バンク登録者を追加し全人口の10％以上を解析する予定だそうです。

全ゲノム検査に関しては前記の国家的プロジェクト以外に、商業的なプランもあります。Genome《ゲノム》 Medical《メディカル》/Understand《アンダースタンド》 Your《ユア》 Genome《ゲノム》は代表的なもので、遺伝子検査機器の大手のイルミナ社がサポートしていました。私もこのサービスで検査を受けてみました。その中で一番驚いたのは、保因者診断が１２００以上もあり、受けた時の同意書には「開示を希望しない疾患にチェックしてください」と記載されていましたが、ほとんどが小児科先天性疾患に関わるもので80％以上は聞いたこともない疾患でした。医師でさえそうですから、一般の人は疾患名があってもまったくちんぷんかんぷんでしょう。ですから「すべて開示希望」としました。この検査の目的が「医療・診断」ではなく「ゲノム医学教育」となっているのは、これだけの疾患を知っている医師が現実的にはいないということでしょう。

この１２００個以上の常染色体劣性遺伝の病的変異を実際に持っているかどうか、自分で調べてみて言えることがあります。それは、どんな人でも複数個の常染色体劣性遺伝病の病的遺伝子変異の保因者ということです。疾患が多いので当然のことであり、保因者であることは決して「遺伝的汚点」ではなく「当然で普通のこと」でしかないのです。

日本ではジェネシスメディカルがゲノム臨床研究として「日本人集団における常染色体劣性遺伝病（約1050疾患）の同時解析技術の確立」を公表した時に、医師や学会関係者から保因者診断を慎重にという強い懸念が述べられましたが、前記の「知らない権利」に重点を置く倫理観によるものと考えます。しかしながらどんな人でも「病的変異保因者」であることは当然の事実なので、社会の理解が進めば受け入れられるようになるでしょう。

日本抗加齢学会はジェネシスメディカルと共同で、学会に属する医師が自ら全ゲノム検査を受けることによりアンチエイジングと遺伝子・生活習慣の関連を研究すると公表しました。このような学会の取り組みが進むことに大きく期待しています。

出生前診断、着床前診断、着床前スクリーニングに関して

◉質問「妊娠に関して、出生前診断と着床前診断の違いを教えてください」

全ゲノム検査を成人に施行した場合には、単一遺伝子疾患（優性遺伝性疾患、保因者診断など）および多因子疾患などの疾患の発症に関しての情報が得られるため遺伝的差別につながる可能性はありますが、生命の選択という厳しい問題はありません。

しかしながら全ゲノム検査を出生前診断、着床前診断、着床前スクリーニングに応用するときには生命の選択という厳しい倫理的問題が関わってきます。

まず出生前診断です。出生前診断は、胎児の異常の有無を調べるために妊娠中に実施する一群の検査のことです。これまでは羊水検査が主流でしたが、第3章のリキッドバイオプシーのところで説明したように、DNA配列解析技術の進歩によって、母体血中に循環している微量の胎児DNAの同定が可能となりました。これを非侵襲型出生前診断（NIPT）と呼び、ダウン症を含む3つの染色体異常を見つけだす検査として、米国では2011年、日本では2013年に研究用として開始されました。

注意点として、「選択的妊娠中絶が考慮され得ることから、倫理的問題への対応が極めて重要」「適切な遺伝カウンセリング体制に基づいて検査を実施できる施設で行うこと」が学会指針に挙げられています。

しかしながら検査が始まると希望する人が多く、日本産婦人科学会に登録されていない医療機関でも施行されるようになってきました。2019年8月に各新聞社は「NIPT提供の無認定医療機関のうち9割は産科以外であり、遺伝及び産科カウンセリングが不十分である」という内容の記事を報道しました。

日本産婦人科学会はNIPTの要望の急速な増大と、それに伴う未認可施設での検査提供が増えたことによるサポート体制の低下による現状を改善するため、制度改正を提言しました。改善点は、産婦人科学会が主導で施設を増やし、研修を受けた産婦人科医が検査を提供できるようにすることで、検査希望者へのサービスの向上と質を確保することでした。しかしながら遺伝専門家のサポートが少ない、安易な中絶につながる可能性があるなどの理由で、他の学会などの反対意見が多く出ました。

その後に「母体血を用いた出生前遺伝子検査（NIPT）に関する指針」（公益社団法人日本産科婦人科学会倫理委員会、令和2年5月30日改訂）が出ています。

NIPTに関してはコンソーシアム（共同事業）もありますが、検査会社の選択などの点で異論もありました。

現在は多種多様な遺伝子検査サービスが可能になってきていますが、遺伝医学専門家が少なく十分なサポート体制の検討も構築もされていないのが問題です。これは全世界共通の問題で、遺伝子検査に一般医師や医療関係者がより深くかかわるシステムを作っていくことの重要性と難しさを表しています。2022年9月から、日本医学会も関わりNIPT新制度が開始されました。

着床前診断と着床前スクリーニングは違う

着床前診断というのは、夫婦に染色体・遺伝子異常が診断されているか疑われているときに、受精卵にその異常があるかどうかを調べるものです。着床前スクリーニングというのは、特定の異常を調べるのではなくて、何か異常がないかどうか遺伝子全体を調べるものです。

着床前診断は、日本では厳密に制限されています。日本産婦人科学会は「着床前診断」に関する見解として次のように述べています。

受精卵（胚）の着床前診断に対し、ヒトの体外受精・胚移植技術の適用を認め、実施にあたり遵守すべき条件を以下に定める。着床前診断は極めて高度な技術を要し、高い倫理観のもとに行われる医療行為である。本法の実施者は、生殖医学に関する高度の知識・技術を習得し、かつ遺伝性疾患に関して深い知識と豊かな経験を有していること、および、遺伝子・染色体診断の技術に関する業績を有することを要する。本法を実施する医療機関は、生殖補助医療に関して十分な実績を有することを必要とする。……施設認可申請を行い、本会における施設審査を経て認可を得なければならない。

対象となる疾患は、重篤な遺伝性疾患を有する患児を出産する可能性がある遺伝子・染色体異常を有する場合や、均衡型染色体構造異常に起因すると考えられる習慣流産の場合です。その後に第三者による遺伝子カウンセリングの後、日本産科婦人科学会に申請して承認される必要があります。

これに対し、対象となる疾患を広げようという議論が進んできています。そして、2021年には審査対象として、成人までに生活に著しい影響が出るか死亡する可能性のある疾患で、「現在有効な治療法がない」もしくは「高度で負担が大きい治療が必要」になる場合で、出生時に発症している疾患だけでなく成人後に発症する疾患も条件付きで対象に含めることに決まりました。

では、着床前診断の手順はどうするのでしょう。まずは体外受精をします。受精して細胞分裂を繰り返し、細胞数が増えたところで、一部を生検して細胞を回収し、染色体・遺伝子の検査をします。大丈夫だと判断されたら、その残りの細胞を母体に着床させます。別に、もう少し進んだ方法もあるようです。細胞が足りなくなったことでその後の成長の心配をする必要はありません。ちなみに一卵性双生児は、最初の受精卵が2つに分かれてしまって、その後独立して胎児に成長します。つまり最初の受精卵の半分でもしっかりとヒトになります。

着床前スクリーニングに関して、日本産婦人科学会は認めていませんでした。それは「重篤な遺伝性疾患の予防」ではなく、重篤とは言えないダウン症などを含む染色体異常をも選別して、「より良い受精卵の選択をする」可能性があると考えたからです。2022年9月以降、着床前胚染色体異数性検査が認められるようになりました。

諸外国の倫理観の違いと、着床前スクリーニング推進派の意見

着床前診断に関しては、ドイツ、オーストリア、スイスでは受精卵の尊厳性を理由として着床前診断を法律で禁止しているそうです。イギリス、フランス、スペイン、中国、韓国では、法的に制限はありますが実施が認められています。対象となる疾患は日本とは異なり、広く認めている国もあります。アメリカでは法の制限はなく、男女産み分けも含めて規制がありません。そのためにアメリカが着床前スクリーニングを一番多く行っているそうです。

着床前診断では、遺伝子や染色体の変化がみつかった受精卵・胚は廃棄されます。このことが生命の選別や「遺伝学的に優れた子どもを選ぶ」という優生思想につながると考える人もいます。優性思想に関しては問題の根は深く、日本にも過去に「優生保護法」という法律までありました。また、ダウン症をはじめとする障害者の差別や障害者の排除を助長するのではないかと危惧している人もいます。

では着床前診断やスクリーニングは、絶対に良くないことでしょうか？

夫婦の染色体に異常がなくても、高齢になれば受精卵に染色体異常が起きて流産になることはよくあります。もともと染色体異常の受精卵は着床・生育しにくく、流産や死産の可能性は80～98％に達します。

着床前診断やスクリーニングは、もともと染色体異常で着床できなかったり流産する運命にあったりする受精卵を調べて、胎児として発育できる受精卵だけを子宮に戻すことができるとも考えられます。実際に流産率が低下することが示されており、流産に伴う母体の身体的・心理的な損傷を避けることができます。

また、遺伝病の素因を持つ両親が子どもをあきらめないで済むかもしれません。

広く認められている出生前検査のうち、羊水検査などは母体や胎児に危険性を伴います。染色体異常の結果が出れば、97％までの人が中絶という「命の決断」を望んでいる現状があります。その意味では、母体に着床する前の受精卵選別が、出生前検査―中絶という現実と比べてそこまで倫理的問題を持つのかとも考えられます。
引き続き議論が必要だと思います。

考えてみよう、調べてみよう！ 正しい答えはありませんが、皆さんも考えてみてください。

①あなたは婚約者とともに結婚前に常染色体劣性遺伝スクリーニングをして、同じ遺伝疾患の保因者ではないかどうか相手と照らし合わせるべきだと思いますか？ ちなみにその検査は代表的な1000の遺伝病はカバーしていますが、非常にまれな数千の疾患はカバーしません。もちろん受精前後に生殖細胞に自然に発生する新規遺伝子変異（de novo）はチェックできません。

②高齢出産で初産だとします。可能なら着床前スクリーニングを行うべきだと考えますか？

③仮に価格が500万円だとしたら、男女産み分けをどう考えますか？

第8章 より深くなる遺伝の光と闇
——優生思想、ゲノム編集、クローン、デザイナーベビー、遺伝子治療

この章では、生命の選別と改造についてのお話です。過去の汚点である「優生学」からクローン技術、デザイナーベビー、遺伝子治療について考えましょう。

旧優生保護法に基づく優生手術等を受けた者に対する一時金の支給等に関する法律制定

◉質問「より良い《いい》子どもを欲しがることは、悪いことなのでしょうか?」

旧優生保護法によって、重大な人権侵害が起こったことが報道されました。皆さんも聞いたことがあると思います。この法律は議員立法により２０１９（平成31）年4月24日に国会で成立し、公布・施行されました。この法律の趣旨については、法律の前文において以下のように述べられています。

昭和23年制定の旧優生保護法に基づき、あるいは旧優生保護法の存在を背景として、多くの

方々が、特定の疾病や障害を有すること等を理由に、平成8年に旧優生保護法に定められていた優生手術に関する規定が削除されるまでの間において生殖を不能にする手術又は放射線の照射を受けることを強いられ、心身に多大な苦痛を受けてきた。このことに対して、我々は、それぞれの立場において、真摯に反省し、心から深くおわびする。今後、これらの方々の名誉と尊厳が重んぜられるとともに、このような事態を二度と繰り返すことのないよう、全ての国民が疾病や障害の有無によって分け隔てられることなく相互に人格と個性を尊重し合いながら共生する社会の実現に向けて、努力を尽くす決意を新たにするものである。

ここに、国がこの問題に誠実に対応していく立場にあることを深く自覚し、この法律を制定する。

また総理大臣談話では、これと同様の内容を説明するとともに、「また、このような事態を二度と繰り返さないよう、全ての国民が疾病や障害の有無によって分け隔てられることなく相互に人格と個性を尊重し合いながら共生する社会の実現に向けて、政府として最大限の努力を尽くしてまいります。」と締めくくっています。

優生思想の歴史

1883年にダーウィンのいとこのゴルトンという人物が、優生学を「人種の先天的な質の改良」を目指す学問と定義しました。ダーウィンの「種の起源」に「自然選択——環境からの圧力によって、優れた遺伝的特徴を持つものが自然と生き延びていく」という概念がありますが、これは優生思想に関係します。優生思想には「逆淘汰現象——福祉の発達によって、自然選択により淘汰されるはずの弱者が生き延びてしまうこと」がありますが、この裏返しになります。

優生政策は世界中で行われました。1907年、アメリカで断種法が制定され、精神障害者等に対し強制的に子どもが産めないよう手術を開始しました。第二次世界大戦前にはスウェーデンなどの北欧諸国、スイス、ドイツ、日本などで制定されました。ナチス断種法はその中でも悪名高く、知的障害をもつ男女などに約40万件もの断種が実行されました。ナチスの行なった人体実験を含む反省でニュルンベルク綱領が出来、第二次世界大戦後は世界中で断種法を改正してきました。

日本では、優生政策と中絶の認可と母体保護の思想が結びついて、「不良な子孫の出生を防止」などを目的に、旧優生保護法が1948年に施行されました。第一条には「優生上の見地から、不良な子孫の出生を防止するとともに、母性の生命・健康を保護することを目的とする」となっていました。現実的には遺伝性の疾患やハンセン病、精神・知的障害などと診断され、都道府県の審査会で「適当」とされた場合には、本人の同意がなくても不妊手術ができました。1996年に母体保護法に改正されるまで、全国で少なくとも男女1万6000人以上が不妊手術を強いられたとされています。日本の動きは世界に逆行したとも言えます。

この法律改正の動きはその前からありましたが、1990年代になって障害者基本法の制定や、前後してらい予防法の廃止が決まりました。また1994年の国際人口・開発会議（カイロ国際会議）で、「性と生殖の健康と権利（リプロダクティブ・ヘルス／ライツ）」（女性が身体的・精神的・社会的な健康を維持し、子どもを産むかどうか、いつどのくらいの間隔で産むかどうかなどについて選択し自ら決定する権利）が国際承認されたことが大きいと思われます。

そして、ようやく2019（平成31）年に、旧優生保護法に基づく優生手術等を受けた者に対する一時金の支給等に関する法律が制定されました。

その後に国に対する損害賠償の裁判が行われていますが、損害賠償が請求できる期間が過ぎているとして退けられています。しかしながら判決で裁判長は「法律は個人の尊厳や子どもを産み育てる権利などを保障した憲法に違反しており、平成8年の法改正まで不妊手術を強制する条項を廃止しなかった国会の対応は違法である」と言っています。

中絶手術に関して

中絶手術は、女性の権利の獲得とともに認められるようになってきた重要な事項です。手術は胎児が母体外で生存できる期間前（妊娠22週未満）までは可能と考えられています。

しかしながらこれに関しては胎児の生存権と絡んで、アメリカでは共和党と民主党の未だに大きな争点にもなっています。1973年に連邦最高裁判所判決で中絶が認められましたが、その後も論争は続いており、トランプ政権下の2018年から2020年にかけては、「ハートビート法」（胎児心拍が確認される妊娠6週目以降の中絶を禁止する法案）を可決する州も相次ぎました。2019年5月、アラバマ州で中絶をほぼ全面的に禁じる州法が成立しました。内容は、母体に危険がある場合を除いて中絶を禁止し、妊娠初期段階でも性的暴行でも中絶できず、妊婦は罪に問わないが中絶手術をした医師は最長で99年の禁錮刑となるそうです。2022年6月24日に、保守派が中心となった連邦最高裁で、前記の妊娠中絶を認めた判例が破棄されました。

日本の法制度は、刑法では下記のように中絶（堕胎）は禁止されています。

＊刑法　第2編　第29章　堕胎の罪

（堕胎）第212条　妊娠中の女子が薬物を用い、又はその他の方法により、堕胎したときは、一年以下の懲役に処する。

（同意堕胎及び同致死傷）第213条　女子の嘱託を受け、又はその承諾を得て堕胎させた者は、二年以下の懲役に処する。よって女子を死傷させた者は、三月以上五年以下の懲役に処する。

（業務上堕胎及び同致死傷）第214条　医師、助産婦、薬剤師又は医薬品販売業者が女子の嘱託を受け、又はその承諾を得て堕胎させたときは、三月以上五年以下の懲役に処する。よって女子を死傷させたときは、六月以上七年以下の懲役に処する。

（不同意堕胎）第215条　女子の嘱託を受けないで、又はその承諾を得ないで堕胎させた者は、六月以上七年以下の懲役に処する。２　前項の罪の未遂は、罰する。

（不同意堕胎致死傷）第２１６条　前条の罪を犯し、よって女子を死傷させた者は、傷害の罪と比較して、重い刑により処断する。

しかしながら母体保護法で逃げ道が出来ています。

＊母体保護法：昭和23年7月13日　法律第１５６号、最終改正平成12年　法律第80号

第３章　母性保護

（医師の認定による人工妊娠中絶）第14条　都道府県の区域を単位として設立された社団法人たる医師会の指定する医師（以下「指定医師」という。）は、次の各号の一に該当する者に対して、本人及び配偶者の同意を得て、人工妊娠中絶を行うことができる。

一　妊娠の継続又は分娩が身体的又は経済的理由により母体の健康を著しく害するおそれのあるもの

二　暴行若しくは脅迫によって又は抵抗若しくは拒絶することができない間に姦淫されて妊娠したもの

2　前項の同意は、配偶者が知れないとき若しくはその意思を表示することができないとき又は妊娠後に配偶者がなくなったときには本人の同意だけで足りる。

性と生殖の健康と権利から考えると、中絶に配偶者の同意が必要である点が問題であると指摘さ

れています。また理由として経済的理由を認めた条文が倫理的に問題であるとも指摘されています。

見えにくい優生思想？　それとも人として自然な感情？――内なる優生思想

科学技術が急速に進んだ現在、カップルが「安心して、健康な子どもを持ちたい」と思った場合の選択肢があります。前記の出生前診断や着床前スクリーニングは一つの手段です。優生学の断種法など国家による強制ではなく、個人の判断の自由の範疇と考えられます。

問題はその後に障害を持った子どもを避けるために、妊娠中絶や受精卵の選択をするという行為につながり、そこに倫理的な問題点がありうることです。しかしながらそれは国家が障害を持った人を十分にサポートできていないので、必然的に「安心できない」と感じた結果の決断の可能性もあります。

もしも社会が十分に障害を持った人をサポートできる体制なら、出産後のサポート体制を先に整えるために出生前診断を使用することができ、出生前診断などをポジティブなものととらえることができるでしょう。

「内なる優生思想」という言葉があります。それは自分と他者を比較して差別する心であり、優越感です。これはどんな人も多かれ少なかれ持っているでしょう。

相模原障害者施設殺傷事件でも優生思想が問題になりました。2016年7月26日、知的障害者福祉施設「津久井やまゆり園」に元施設職員の男が侵入し、刃物で入所者19人を刺殺、26人に重軽傷を負わせた大事件です。

この時犯人が言った「重度の障害者は安楽死させるべきだ」「障害があって家族や周囲も不幸だと思った。事件を起こしたのは不幸を減らすため。」という言葉は、優生思想の最たる形でしょう。

内なる優生思想は自分を大切に思う気持ちが強い時にも出やすいですし、自分がだめだと否定的な感情に満ちた時も、他人に対して内なる優生思想を持つことで自分を否定する感情を打ち消そうとするかもしれません。簡単に消せるものではなく、常に自分の中にあることを自覚するしかありません。

クローン動物はあります。クローン人間はあり得るでしょうか?

クローンは同一の遺伝情報を持つ生物のことですが、語源はギリシャ語の植物の小枝・挿し木の意味だそうです。

実際に一番身近な植物クローンは桜のソメイヨシノです。この美しい桜は江戸時代に交配され作られましたが、ソメイヨシノ同士では結実せず接ぎ木でしか増やせません。実際に日本中に広がっているソメイヨシノをチェックしたところ、同一クローンであることが判明したそうです。ソメイヨシノはクローンだけに一斉に開花するそうです。

カビ、シダ、コケなどの単性生物は基本的にクローンです。しかしながら環境の変化に対応するために遺伝子の多様性が求められました。そのために両性生物が進化し、遺伝子を混ぜ合わせた子孫を残すことで生物の多様性が発展しました。

昔から動物クローンを作成する試みがありましたが、卵子から核を取り除き、その後に体細胞の核を直接注入する技術が出来てから実現しました。

1997年には、体細胞核移植によるクローン羊ドリーの誕生が報告されました。しかしながらいくつかの体の異常が指摘され、6歳で死亡しました（羊の平均寿命は10～12年）。その後は他の哺乳類でも体細胞クローン個体作成が相次ぎましたが成功率は数パーセント以下と低く、体の異常があることが知られています。

霊長類は難しく、2018年1月に中国科学院は体細胞核移植を用いた世界初のカニクイザルのクローン作製に成功しました。しかしながらサル胎児の線維芽細胞を使用した時にだけ成功し、成体の細胞ではうまくいかなかったそうです。また移植した核を受精卵状態に戻すリプログラミングが非常に難しかったそうです。とはいえ、これはヒトにまで応用できる段階に近づいたということでしょう。

ヒトクローンに関する法律

ヒトクローンに関する次のような法律が制定されました。

平成十二年法律第百四十六号　ヒトに関するクローン技術等の規制に関する法律

（目的）

第一条　この法律は、ヒト又は動物の胚又は生殖細胞を操作する技術のうちクローン技術ほか一定の技術（以下「クローン技術等」という。）が、その用いられ方のいかんによっては特定の人と同一の遺伝子構造を有する人（以下「人クローン個体」という。）若しくは人と動物のいずれであるかが明らかでない個体（以下「交雑個体」という。）を作り出し、又はこれらに類する個体の人為による生成をもたらすおそれがあり、これにより人の尊厳の保持、人の生命及び身体の安全の確保並びに社会秩序の維持（以下「人の尊厳の保持等」という。）に重大な影響を与える可能性があることにかんがみ、クローン技術等のうちクローン技術又は特定融合・集合技術により作成される胚を人又は動物の胎内に移植することを禁止するとともに、クローン技術等による胚の作成、譲受及び輸入を規制し、その他当該胚の適正な取扱いを確保するための措置を講ずることにより、人クローン個体及び交雑個体の生成の防止並びにこれらに類する個体の人為による生成の規制を図り、もって社会及び国民生活と調和のとれた科学技術の発展を期することを目的とする。

その後に、ヒトクローン胚の作成・利用を、研究目的を限定して容認し、ヒト受精胚およびの作成・利用を生殖補助医療研究目的で容認しました。

その後の流れに関しては、追加資料153ページをご覧ください。

クローンは元の個体と同じでしょうか？　クローン三毛猫の現実より

2001年に世界で初めてのクローン猫Copy《コピー》 Cat《キャット》＝CCが誕生しました。亡くなったペットにまた会いたいという希望を持つ人が多かったため、この技術を用いたクローンペットの会社までできたほどでした。

ところが、現実は元通りのペットではありませんでした。

元の猫は三毛猫でしたが、CCはキジシロだったのです。その理由は、エピジェネティックスのところで書いた通りです。

三毛猫（メス）の毛の色は、メスのX染色体の影響です。2本のX染色体のうちX1に黒毛の遺伝子、X2に茶毛の遺伝子があったとすると、X染色体発現のモザイク状態で黒と茶色が混ざります。それ以外に白色にする遺伝子も別に働くパターンがあり白・黒・茶の三毛になるのです。

CCはまったく同じ遺伝子を持っていましたが、受精卵から分割胚の段階でのX染色体のランダム化のパターンが元の猫と異なってしまったことや、元の猫の核を卵子に入れた後にすでに確立していたX染色体の不活化を戻せなかった可能性があります。

エピジェネティックスはいろいろなところに関わってきます。天然のクローンである一卵性双生児の研究のところ（第1章）でも述べたように、環境・生活要因もあり、双子は違ってくるのです。

ですから、より生育環境が変わるクローンペットが元のペットと異なってしまっても仕方ありません。

前にも述べましたが、クローン動物の性格は似ているそうです。そのため、正確が重要な警察犬のクローンが実用化されているそうです。

もし万が一、ヒトクローンができるようになったら、どうなるのでしょうか？

まずサルのクローンで分かったように、成人の細胞からクローンを作ることは難しく短命である可能性が高いでしょう。そして上記のようにエピジェネティックスはいろいろなところに関わってきます。指紋も血管走行も異なるでしょうから、生体認証上はまったくの別人でしょう。

一卵性双生児でさえ違う点が多いことが知られています。一般的に一卵性双生児が成人になって同じ病気になる確率は50%以下とのことです。成人が自分のクローンを作れたとしても、双生児以上に生活生育環境が違っているので、双子というよりは顔が似ている親子ほど年の離れたきょうだいレベルでしょうか。

たぶんこんな会話になるでしょう。

「私がお前の年齢だったころには、もっと出来た。自分の遺伝子を継いでいながら情けない」

「そんなこと言っても、悪い遺伝子の部分が出たのでしょう。育った時代や環境も違うからしょうがないでしょう。自分の蒔いた種です」

ゲノム編集とは

ゲノムとは、細胞内の遺伝子全体のことです。

ゲノム編集とは、生物のゲノムの特定の部位に遺伝子を追加したり、削除したり、修正したりする技術です。最近のバイオテクノロジーの進歩により可能になりました。それに比べるとクローン技術は核全体を取り出して他の細胞に入れる技術ですし、遺伝子組み換えは他の生物の有用な遺伝子や正常な遺伝子を目的の生物のゲノム内にウイルスなどを使用して入れる技術ですので、ゲノム編集より繊細ではありません。

ＤＮＡの特定の部分の切断ができる核酸分解酵素（ヌクレアーゼ）の開発がゲノム編集を可能にしました。その中でも特にCRISPR《クリスパー》/Cas9《キャスナイン》は「分子のはさみ」とも呼ばれており、これを使用した研究開発が進んでいます。難病の治療につながる例も出てきました。２０２２年1月には、遺伝子改変したブタの心臓を人間に移植する手術も行われました。

農業・畜産分野における遺伝子組み換えとゲノム編集

農業分野では植物にゲノム編集を応用して、病気、害虫、異常気象にも耐えられる作物を作りだしたり、収量を増やしたりすることができます。もともと品種改良は自然のランダムなゲノム編集の結果から良いものを取り出すことなので、計画的品種改良の進化版ともいえます。動物に応用して畜産の効率を上げげたり、疾患モデルなどの作成をしたりして医療の研究に役立てることもできます。

ヒトでは遺伝子異常による難病を、ゲノム編集した正常細胞を導入することで治療することが考えられます。しかしながら後述の「より良い赤ちゃん＝デザイナーベビー」の誕生の可能性まで出てきています。

消費者庁のサイトには、遺伝子組み換え食品に関して説明があります。

「遺伝子組換え食品とは、他の生物から有用な性質を持つ遺伝子を取り出し、その性質を持たせたい植物などに組み込む技術を利用して作られた食品です。遺伝子組換え技術では、自然では交配しない生物から遺伝子を持ってくることができるため、従来の掛け合わせによる品種改良では不可能と考えられていた特長を持つ農作物を作ることができます。」

「害虫抵抗性のとうもろこしでは、農薬をまかなくても害虫の繁殖を抑えることができるため、収穫量も多くなります。また、除草剤耐性の大豆では、雑草を除く作業が楽になるだけでなく、雑草を取り除くために土を掘り返さなくてもよくなるため、地表の土壌が風により舞い上がって失われるのを防ぐことができます。」

遺伝子組み換え食品の安全に関しては、「食品衛生法」、「食品安全基本法」、「飼料安全法」があります。

遺伝子組み換え生物が多くなることにより、生物多様性に影響がある可能性があります。

2000年1月に、生物多様性条約特別締約国会議再開会合において「生物の多様性に関する条約のバイオセーフティに関するカルタヘナ議定書」が採択されました。この議定書を日本で実施するため、2004年2月に「遺伝子組換え生物等の使用等の規制による生物の多様性の確保に関する法律（カルタヘナ法）」が施行されました。

これは遺伝子組換え生物等の国境を越える移動により損害（生物多様性への著しい悪影響）が生じ

ないようにするものです。

現時点で認可されている植物はアルファルファ、イネ、カーネーション、カラシナ、シクラメン、セイヨウナタネ、ダイズ、テンサイ、トウモロコシ、トマト、パパイヤ、バラ、ファレノプシス（コチョウラン）、ベントクラス、ワタです。

前記のような規制もあり、遺伝子組み換え作物を使用した場合には、製品に表示があります。

遺伝子組み換え技術は、その植物が本来持たない遺伝子を取り入れるので、ある意味新しいキメラ植物が誕生しているようなものです。ですから現存の植物と交雑が起こらないようにすること、自然条件に拡散しないようにすることへの配慮が必要で、そのためにカルタヘナ法があります。

これに対してゲノム編集は、植物が本来持っている遺伝子を修正するので、自然交配や突然変異を計画的にコントロールして起こすようなものです。

２０１９年に厚労省はゲノム編集食品に関して「ゲノム編集で開発した一部の食品は従来の品種改良と同じであり、品種改良と見極めがつかないとして、同省の安全審査を受けなくても届け出だけすれば流通を認める」という方針を決めました。しかしながらゲノム編集で新しい遺伝子を挿入する場合には安全性の確認が必要として、これまでの遺伝子組み換えと同じように安全性を審査するとのことです。米国や欧州でもゲノム編集技術の実運用を目指して議論されているそうです。

実際に、γ《ガンマ》-アミノ酪酸《らくさん》（ＧＡＢＡ）をより多く含むトマト、肉厚マダイ、共食いをしないので養殖効率の良いサバ、角がなく乳量が多いホルスタインなどが出てきています。

このうち、γ-アミノ酪酸（GABA）をより多く含むトマトは2020年8月に市場に出ると報告されました。

とうとうデザイナーベビーまで！

2018年11月、ショッキングなニュースが入ってきました。

当時中国・南方科技大学に所属していた賀建奎（He Jiankui）氏は、HIV（ヒト免疫不全ウイルス）への感染を防ぐために受精卵の段階で遺伝子編集を受けた双子の赤ちゃん「ルル（露露）」と「ナナ（娜娜）」を世界で初めて誕生させたと香港の学会でYouTube動画を発表しました。

HIVに感染しないようにすることを目的に、CRISPR-Cas9を使ってCCR5というタンパク質をコードする遺伝子を改変したと説明していました。実際に先天的にCCR5の遺伝子に変異を持つ人はHIVに耐性を持つことが知られています。しかしながら直ちに中国当局、多くの科学者から倫理的な問題を指摘され非難を受けました。

遺伝子編集技術「CRISPR」は、目的とするゲノムを改変する方法として研究者の間で受け入れられていますが、この方法は遺伝子改変の際にゲノム上の標的部位付近にDNAの大規模な欠失や複雑な再配列を生じさせることがあるという論文も報告されています。従って今後も安全性の基礎的な検討を世界中で行っていく必要があります。

このニュースに対して、日本医学会および日本医師会からも直ちに強い批判の声明が出されました。

平成30年11月30日

ゲノム編集技術を用いたヒト受精胚による児の誕生に関する報道について

日本医師会会長　横倉義武　日本医学会会長　門田守人

香港で開催された第二回ヒトゲノム編集に関する国際サミットにおいて、中国の南方科技大学の賀建奎副教授が、ＨＩＶ（いわゆる「エイズウイルス」を言う）への感染を抑止するために、ゲノム編集技術を用いた受精胚を使い、双子の女児を誕生させたとの報道がなされました。

実際に誕生したのか、その真偽は現時点では不明でありますが、日本医師会及び日本医学会は、本件に対して極めて重大な懸念を表明すると共に、今後、同様な非倫理的行為が行われることのないよう、こうした研究や医療に携わるすべての者に対して強く要請いたします。

我が国において、ヒト受精胚は「人の尊厳」という社会の基本的価値を維持するために特に尊重されるべき存在であり、かかる意味で「人の生命の萌芽」として位置付けられています。

今回の行為は、産まれてきた女児らの身体的、精神的、社会的な安寧を踏み躙るものであり、この考え方に照らすまでもなく、人の尊厳を無視し、生命を軽視するものであり、国際的な倫理規範から見ても常軌を逸したものであります。また、ＨＩＶに関しては、他にも感染を防ぐ方法があることから、本行為における医学的必要性や妥当性はなく、技術的に確立していないゲノム編集をヒト受精胚に適用することは、医学・技術的な安全面からも大きな問題があります。

さらに、生殖細胞系のゲノム編集の影響は後の世代にまで影響が及ぶことから、人類という種に対する影響も極めて不透明であり、無責任極まりない行為であります。

科学技術の進展は、疾病の予防や治療等に大きな貢献を果たすものと、多くの期待が寄せられることから、ヒト受精胚へのゲノム編集技術等を用いる研究等の適切な在り方やそのルールの構築について、日本医師会及び日本医学会としても、積極的に議論に参画していくなかで、そうした期待に応えていきたいと考えております。このような非倫理的行為が今後二度と行われることのないよう、より一層注視してまいります。

今後も世界の各地で同様な事例が陰で出てくる可能性があります。世界の動向を見守るとともに、私たち自身が情報をもって考えておく必要があります。

もっと光を

2021年6月6日のNHK特集番組「2030未来への分岐点(4)〝神の領域〟への挑戦～ゲノムテクノロジーの光と影～」は、よくまとまっていました。

その中で、がん治療へのゲノム編集応用や、ヒトの臓器を作り出すために霊長類の胎児に人の万能細胞を組み込むことなどが取り上げられています。2030年までには現実化する可能性が高くなっています。

ゲノム編集治療に関しては、今までは細胞を取り出し、ゲノム編集を行って改変した細胞を戻すことによって行っていましたが、2021年6月に画期的な論文が出ました。アミロイドーシスという難病に対して、小さな脂質顆粒内に治療遺伝子をターゲットとするゲノム編集酵素のCRISPR-Cas9のメッセンジャーRNAを入れた治療薬を血管内投与しました。これは細胞に取り込まれ設計通りのCRISPR-Cas9タンパクが産生され、目的の遺伝子が改変されました。1回の血管内投与だけでアミロイドーシスの原因物質タンパクが87％も減少し、治療が成功したそうです。**《付章㉟参照》**

今までは治療できなかった難病に対して、ゲノム編集治療は一回だけの薬の投与で治療できるようになってきたということでした。

この技術は2030年までに想像を越えて広がる可能性を持っています。注目していきましょう。

考えてみよう、調べてみよう！　正しい答えはありませんが、皆さんも考えてみてください。

①内なる優生思想の身近な例を挙げてみましょう。
②クローン人間を取り上げた文学を読んでみましょう。
③ゲノム編集食品を見つけてみましょう。
④デザイナーベビーの利点と問題点をまとめてみてください。
⑤もしたった一人しか子どもがもてないとしたら、「良い子どもが欲しい」と思うことは本当に悪いことでしょうか？

付章

もっと詳しく知りたい人のための情報・文献

遺伝医学のご紹介

遺伝医学について、より深く理解して頂けるよう、いろいろなお勧めのウェブサイトをご紹介します。

まず総合的な情報は、**国立遺伝学研究所の遺伝学電子博物館**を覗きましょう。アニメで学ぶ遺伝学まであります。高校生や一般の方にもお勧めです。

https://www.nig.ac.jp/museUM/msg.html

医療関係者は日本医師会の作成した、**「かかりつけ医として知っておきたい遺伝子検査、遺伝子検査Q&A　2016」**がお勧めです。この本の基本となる内容が、判りやすいＱＡ集として整理されています。

https://www.med.or.jp/nichiionline/article/004295.html

追加として私が作成にかかわった日本人間ドック学会のＱＡ集とＷＥＢ学習プログラムをご紹介します。これは予防医学に関わる内容に絞ったもので、医療関係の方がスムーズに遺伝医学専門家に紹介できるように、基本となる遺伝医学情報をセルフトレーニングできるようにしたものです。誰でもダウンロードできますのでご興味がある方はご覧ください。

https://www.nig.ac.jp/museum/msg.html

http://dl.med.or.jp/dl-med/teireikaiken/20160323_6.pdf

https://www.ningen-dock.jp/idenshi

日本人間ドック学会　遺伝子検査検討委員会　e-learning・Q&A集

https://www.ningen-dock.jp/idenshi

医療倫理一般に関する本としては、講演・対談形式で読みやすい本があります。

（文献）東京医科歯科大学生命倫理研究センター『ポストゲノム時代の医療倫理』医学出版、2006年。

遺伝子検査と遺伝学的検査の違いは何ですか？

日本医学会は2011年2月に「医療における遺伝子検査・診断に関するガイドライン」を発表しました。特定非営利活動法人日本臨床検査標準協議会（JCCLS）に設置された「遺伝子関連検査標準化専門委員会」の提言に基づき「遺伝子検査」の用語を分類・定義しました。内容は、下記の総称を「遺伝子関連検査」として、次のように決めています。

(1) 病原体遺伝子検査（病原体核酸検査）：ヒトに感染症を引き起こす外来性の病原体（ウイルス，細菌等微生物）の核酸（DNAあるいはRNA）を検出・解析する検査。

(2)（ヒト）体細胞遺伝子検査：がん細胞特有の遺伝子の構造異常等を検出する遺伝子検査および遺伝子発現解析等，疾患病変部・組織に限局し，病状とともに変化し得る一時的な遺伝子情報を明らかにする検査。

(3)（ヒト）遺伝学的検査：単一遺伝子疾患，多因子疾患，薬物等の効果・副作用・代謝，個人識別に関わる遺伝子検査 等，ゲノムおよびミトコンドリア内の原則的に生涯変化しない，その個体が生来的に保有する 遺伝学的情報（生殖細胞系列の遺伝子解析より明らかにされる情報）を明らかにする検査。

医療を介さないDTC（消費者直結型）遺伝学的検査に関しては専門家の中でも様々な意見があり、遺伝子検査と呼んでいる人もいます。皆さんには一般的に内容を把握してもらえばよいので、よく知られている「遺伝子検査」で統一してもよいかもしれません。また「優性遺伝」「劣性遺伝」の表現も今後変わっていきます。優性とは、両親から一対の遺伝子をもらった時に、2つが異なっていても表に出る方の形質のことを言います。劣性とは表に出にくくて、両親から一対の遺伝子をもらった時に、2つが同じの時に初めて表に出る形質のことを言います。英語で優性はdominantで劣性はrecessiveです。（2022年1月に日本医学会は「優先遺伝」「劣性遺伝」に代わって「顕性遺伝」「潜性遺伝」という表現を推奨すると発表しました。）

《第1章》

どこでも買える遺伝子検査（DTC）

① 2010年に**日本人類遺伝学会が出した「一般市民を対象とした子検査に**

https://webcache.googleusercontent.com/search?q=cache:Ap9D_IHGwfUJ:https://jshg.jp/wp-content/uploads/2017/08/Statement_101029_DT

関する見解」です。
https://webcache.googleusercontent.com/search?q=cache:Ap9D_IHGwfUJ:https://jshg.jp/wp-content/uploads/2017/08/Statement_101029_DTC-2.pdf+&cd=1&hl=ja&ct=clnk&gl=jp&client=firefox-b-d

②　**「第７回ゲノム情報を用いた医療等の実用化推進タスクフォース**　遺伝子検査の質保証　海外事情とわが国の目指す方向性――北里大学大学院医療系研究科臨床遺伝医学講座」（高田史男、２０１６年）に、外国との比較で述べられています。
https://www.mhlw.go.jp/stf/shingi2/0000118790.html

③　東京大学医科学研究所　公共政策研究分野　武藤香織教授の「遺伝子検査を買おうかどうか迷っている方へのチェックリスト」です。
https://www.pubpoli-imsut.jp/files/files/18/0000018.pdf

④　ＤＴＣ検査を受けた人の印象に関する論文です
ConsUMer Perceptions of Interactions With Primary Care Providers After Direct-to-ConsUMer Personal Genomic Testing.　Ann Intern Med. 2016 Apr 19;164(8):513-22

ふたご研究

⑤ 日本で代表的な、教育学などの分野での双子研究を挙げます。

慶応義塾双生児研究

http://www.kts.keio.ac.jp/home

⑥ また東京大学には附属中学校があります。そこでも双子研究が行なわれています。

http://www.hs.p.u-tokyo.ac.jp/researchactivities/twinstudy

子どもの才能に関して慶応大学と東京大学から、数多くの論文が発表されています。代表的な論文や本のタイトルを挙げます。


（文献）安藤寿康「遺伝の視点を教育に入れるとまずいか」『理戦』62〜73号、2005年。

（文献）山形伸二・安藤寿康「ヒト双生児における性格と遺伝」『生物の科学 遺伝』エヌ・ティー・エス、61〜66号、2010年。

（文献）安藤寿康「遺伝は環境にまさるか!? 双生児の行動研究から」『産婦人科の実際』金原出版、65（5）589〜593号、2016年。

（文献）双生児研究委員会「双生児の知的発達について」『東大附属論集』5号、東京大学教育学部附属中等教育学校、１９６０年。

（文献）村石幸正「双生児の学業成績と性格との関係について」『東大附属論集』39号、東京大学教育学部附属中等教育学校、１９９６年。

（文献）引用した外国の論文です。

⑦ *The nature of the association between number line and mathematical performance: An international twin study.* Br J Educ Psychol. 2018 Dec 11. doi: 10.1111/bjep.12259.

⑧ *Tour de France Champions born or made: where do we take the genetics of performance?* J Sports Sci. 2017 Jul;35(14):1411-1419.

⑨ *A Medal in the Olympics Runs in the Family: A Cohort Study of Performance Heritability in the Games History.* Front Physiol. 2018 Sep 18;9:1313. doi: 10.3389

《第2章》

多因子疾患の遺伝子検査

⑩ ２０１４年の雑誌『wedge』の特集記事「遺伝子検査ビジネスは『疫学』か『易学』か」には、この頃の遺伝子検査の状況が良くまとめられています。

http://wedge.ismedia.jp/articles/-/4520

血液型のABO型と疾患

（文献）　引用した論文です。

⑪ *Identification of ADAMTS7 as a novel locus for coronary atherosclerosis and association of ABO with myocardial infarction in the presence of coronary atherosclerosis: two genome-wide association studies* Lancet 2011;377:383-392

⑫ *ABO Blood Group and the Risk of Pancreatic Cancer.* J Natl Cancer Inst. 2009 Mar 18; 101(6): 424–431.

お酒で赤くなる人は食道がんに注意、喫煙も重なると非常に注意

（文献）　関係する論文です。

⑬ *Genetic Polymorphisms of Alcohol and Aldehyde Dehydrogenases and Risk for Esophageal and Head and Neck Cancers.* Japanese Journal of Clinical Oncology, Volume 33, Issue 3, 1 March 2003, Pages 111–121

⑭ *Effect of alcohol consumption, cigarette smoking and flushing response on esophageal cancer risk: a population-based cohort study (JPHC study).* Cancer Lett. 2009 Mar 18;275(2):240-6
https://epi.ncc.go.jp/jphc/outcome/338.html

多因子疾患の遺伝子検査は急展開してきている

（文献）　引用した論文です。

⑮ *Predictive performance of a genetic risk score using 11 susceptibility alleles for the incidence of Type2 diabetes in a general Japanese population: a nested case–control study*：多目的コホート研究（JPHC Study）　国立がん研究センター 社会と健康研究センター 予防研究グループ　Diabetic Medicine Volume35, Issue5 Pages 602-611.

⑯ *Genomic Risk Prediction of Coronary Artery Disease in 480,000 Adults.* J Am Coll Cardiol 2018;72:1883–93.

⑰ *Genome-wide polygenic scores for common diseases identify individuals with risk equivalent to monogenic mutations.*　NATURE GENETICS , VOL 50, 2018 :1219–1224.

日本人の大規模データベースと疾患のふたご研究

バイオバンク・ジャパン

https://biobankjp.org/

東北メディカルメガバンク

https://www.meGABAnk.tohoku.ac.jp/

疾患に関わるふたご研究としては、**大阪大学大学院医学系研究科ツインリサーチセンター**があります。

https://www.med.osaka-u.ac.jp/pub/twin/

https://www.med.osaka-u.ac.jp/pub/twin/

ふたごのコレステロール値の研究

⑱ *Heritability and Genome-Wide Association Study of Plasma Cholesterol in Chinese Adult Twins Front Endocrinol (Lausanne).* 2018 Nov 15;9:677. doi: 10.3389.

疾患予防には生活習慣改善が重要

（文献）　引用した論文です。

⑲ *Genetic Risk, Adherence to a Healthy Lifestyle, and Coronary Disease.* N Engl J Med. 2016 ;375(24):2349-2358.

⑳ *Association of Lifestyle and Genetic Risk With Incidence of Dementia.* JAMA. 2019 Aug 6;322(5):430-437.

㉑ *Genetic risk, incident gastric cancer, and healthy lifestyle: a meta-analysis of genome-wide association studies and prospective cohort study.* Lancet Oncol. 2020 Oct;21(10):1378-1386.

がん情報サービスのサイトにはがん予防方法が詳しく載っています。
https://ganjoho.jp/public/pre_scr/cause_prevention/factor.html

動脈硬化症の予防に関しては、**日本動脈硬化学会**のウェブサイトに載っています。
https://www.j-athero.org/jp/general/4_atherosclerosis_yobou/

日本人のポリジェニックスコアと脳卒中の関係、生活習慣の関連性が判明

（文献）引用した論文です。

㉒ *Genome-Wide Polygenic Score and the Risk of Ischemic Stroke in a Prospective Cohort: The Hisayama Study.* Stroke. 2020 Mar;51（3）:759-765.

岩手医科大学などからのプレスリリースです。日本語の解説です。
https://www.iwate-med.ac.jp/wp/wp-content/uploads/20200203_iPGM_0204release_fix2.pdf

保険との関係は将来の問題

生命保険協会、保険の加入・支払いに際して、「遺伝子検査情報の収集や利用をしない業界統一指針を取りまとめる方針。「遺伝子差別」を否定した」という趣旨のニュースがありました。

https://rief-jp.org/ct2/88729

精神疾患は現時点では判定しない

精神疾患と遺伝子修飾について専門家が説明しています。

http://www.crest-ihec.jp/public/epigenome_mental.html

《第3章》

2015年1月、オバマ大統領の一般教書演説：プレシジョンメディシン（精密医療）について

https://obamawhitehouse.archives.gov/precision-medicine

多段階発がん・がんを発生させる遺伝子変化、がんはどのように発生するのか

国立がん研究センター「**がん情報サービス**」から、まずは、がん細胞の遺伝子変化についての解説です。

https://ganjoho.jp/public/dia_tre/knowledge/cancerous_change.html

続いて、遺伝性（家族性）腫瘍について解説です。

https://ganjoho.jp/public/cancer/genetic-familial/index.html

後天的ながんの原因

喫煙、飲酒、食物、感染症などいろいろあります。生まれた後に遺伝子に後天的な変化が出来ることが、主な発がん原因と考えられています。国立がん研究センター「**がん情報サービス**」のサイトをご紹介します。（再掲）

https://ganjoho.jp/public/pre_scr/cause_prevention/factor.html

その中で一番重要なものが喫煙です。タバコの中の数多くの発がん物質が遺伝子変異も引き起こします。禁煙の重要性に関して、国立がん研究センター「**がん情報サービス**」のサイトをご紹介します。

https://ganjoho.jp/public/pre_scr/cause_prevention/smoking/tobacco02.html

がんゲノム医療の出口問題

（文献） 国立がんセンターの論文です。がんゲノム医療で実際にどのくらい薬が見つかるか報告しています。

Feasibility and utility of a panel testing for 114 cancer-associated genes in a clinical setting: Cancer sci. 2019 1480-1490.

バイオバンクについて、国立がんセンターの情報です。

https://www.ncc.go.jp/jp/biobank/about/index.html

《第4章》

オランダの寒い冬研究

（文献） 引用した論文です。

㉔ *Persistent epigenetic differences associated with prenatal exposure to famine in humans.* Proc Natl Acad Sci U S A. 2008 Nov 4; 105（44）: 17046–17049.

がんとエピジェネティックス（エピゲノム）

（文献） 引用した論文です。

㉕ *High impact of methylation accumulation on metachronous gastric cancer: 5-year follow-up of a multicentre prospective cohort study* Gut. 2017 Sep; 66（9）: 1721–1723.

国立がん研究センターエピゲノム解析分野のサイトです。がん関連の最新研究など良くまとまっています。

https://www.ncc.go.jp/jp/ri/division/epigenomics/index.html

国際ヒトエピゲノムコンソーシアムThe InteRnational Human Epigenome Consortium　の日本チームのサイトです。その中の「なぜ?·なに?·エピゲノム」には詳しく、エピゲノム全般が判りやすく解説されています。

http://crest-ihec.jp/public/epigenome_qa.html

アンチエイジングで引用した論文です。

㉖ *DNA methylation GrimAge strongly predicts lifespan and healthspan.* Aging（Albany NY）. 2019 Jan 21;11（2）:303-327.

《第5章》

薬剤重大副作用情報について

米国の薬剤副作用に関してFDAの報告です。

㉗ *Serious Adverse Drug Events Reported to the FDA: Analysis of the FDA Adverse Event Reporting System 2006-2014 Database* Journal of Managed Care & Specialty Pharmacy July 2018 Vol.24, No.7.

日本の入院患者での薬剤副作用に関して、京都大学の研究です。

㉘ *Incidence of adverse drug events and medication errors in Japan: the JADE study.* J Gen Intern Med. 2011 Feb;26（2）:148-53

http://www.kyoto-u.ac.jp/static/ja/news_data/h/h1/news6/2010/100928_1.htm

グレープフルーツは薬です——薬の相互作用の実例

国立研究開発法人 医薬基盤・健康・栄養研究所「健康食品」の安全性・有効性情報。「グレープフルーツと薬物の相互作用について（Ver.090129）」に詳しい説明があります。

https://hfnet.nibiohn.go.jp/contents/detail825.html

KEGG MEDICUSの「医薬品相互作用チェックの利用法」のサイトに、医薬品相互作用データベースがあります。薬の名前を入れることで相互作用がチェックできます。

https://www.kegg.jp/kegg/medicus/medicus3_ja.html

どんな薬に遺伝学的情報が必要ですか？

The Clinical Pharmacogenetics Implementation Consortium（CPIC）のウェブサイトによくまとまっています。レベルA（科学的事実が明確なもの）の推奨が56、レベルDまで入れると358の薬剤・代謝酵素関連遺伝子の関係が示されています。

https://cpicpgx.org/genes-drugs/

もちろんFDAのサイトにも詳しく記載されており、その詳細な影響に関してはPDFファイルに良くまとまっています。

https://www.FDA.gov/Drugs/ScienceResearch/ucm572698.htm

東アジア人での頻度

国立医薬品食品衛生研究所の斎藤嘉朗先生の報告「遺伝子多型からみた東アジア圏の民族差」に詳しく記載されています。

http://www.nihs.go.jp/kanren/iyaku/20131205-mss.pdf

クロピドグレルの効果＝CYP2C19の影

クロピドグレルとCYP2C19遺伝子変異が、冠動脈治療の合併症にどのように影響するかという論文です。

（文献）アジアからの報告です。

㉙ *Using Pharmacogenetic Testing or Platelet Reactivity Testing to Tailor Antiplatelet Therapy: Are Asians different from Caucasians?* Eur Cardiol. 2018 Dec; 13(2): 112–114.

（文献）欧米からの報告です。

㉚ *Multisite Investigation of Outcomes With Implementation of CYP2C19 Genotype-Guided Antiplatelet Therapy After Percutaneous Coronary Intervention.* JACC Cardiovasc Interv. 2018 Jan 22;11(2):181-191.

（文献）日本からの報告です。

㉛ *Comparison Between Clopidogrel and Prasugrel Associated With CYP2C19 Genotypes in Patients Receiving Percutaneous Coronary Intervention in a Japanese Population.* Circulation Journal 2020; 84: 1575－1581.

CYP遺伝子と関係する薬剤リスト

前記のFDAのサイトから引用すると、下の表のように、こんなに多いのです。

https://www.fda.gov/Drugs/ScienceResearch/ucm572698.htm

関係するCYP	薬剤名(2019年1月時点)
CYP2C19	Brivaracetam, Carisoprodol, Citalopram, Clobazam, Clopidogrel, Dexlansoprazole, Diazepam, Doxepin, Drospirenone and Ethinyl Estradiol, Escitalopram, Esomeprazole, Flibanserin, Formoterol, Lacosamide, Lansoprazole, Omeprazole, Pantoprazole, Phenytoin, Prasugrel, Rabeprazole, Ticagrelor, Voriconazole
CYP2C9	Celecoxib, Dronabinol, Flibanserin, Flurbiprofen, Lesinurad, Phenytoin, Piroxicam, Prasugrel, Warfarin
CYP2D6	Amitriptyline, Arformoterol, Aripiprazole, Aripiprazole Lauroxil, Atomoxetine, Brexpiprazole, Cariprazine, Carvedilol, Cevimeline, Citalopram, Clomipramine, Clozapine, Codeine, Darifenacin, Desipramine, Desvenlafaxine, Deutetrabenazine, Dextromethorphan and Quinidine, Doxepin, Duloxetine, Eliglustat, Escitalopram, Fesoterodine, Flibanserin, Fluoxetine, Fluvoxamine, Formoterol, Galantamine, Gefitinib, Iloperidone, Imipramine, Lofexidine, Meclizine, Metoprolol, Mirabegron, Modafinil, Nebivolol, Nefazodone, Nortriptyline, Ondansetron, Palonosetron, Paroxetine, Perphenazine, Pimozide, Propafenone, Propranolol, Protriptyline, Quinidine, Quinine Sulfate, Risperidone, Rucaparib, Tetrabenazine, Thioridazine , Tolterodine, Tramadol, Trimipramine, Umeclidinium, Valbenazine, Venlafaxine, Vortioxetine

ＨＬＡ型もとても重要です

ＨＬＡについて、良い説明があります。（**公益財団法人ＨＬＡ研究所**）

http://hla.or.jp/about/

造血幹細胞移植とＨＬＡについて詳しく知りたいときにはここがお勧めです。（**造血幹細胞移植情報サービス**）

https://www.bs.jrc.or.jp/bmdc/medicalpersonnel/m5_05_02_hla.html

ＨＬＡと日本人の起源

中岡博史他「ＨＬＡ 遺伝子多型からみた日本人集団の混合的起源」（２０１４年）という論文があります。

https://www.jstage.jst.go.jp/article/mhc/21/1/21_37/_pdf/-char/ja

日本人の起源に関する総論に関しては、斎藤成也先生（国立遺伝学研究所）の「ゲノムから読み解く 日本人の起源」をぜひご覧ください。

https://ocw.u-tokyo.ac.jp/lecture_files/gf_14/4/notes/ja/04saito.pdf

《第6章》

HLAを知って病気を予防

㉜ 大阪大学からの報告です。「機械学習と次世代シークエンス技術の活用により日本人集団の白血球の血液型を解明」という論文です。

https://www.nig.ac.jp/nig/images/research_highlights/PR20190129.pdf

Genetic and phenotypic landscape of the major histocompatibility complex region in the Japanese population

Nat Genet. 2019 Mar;51（3）:470-480.

カルバマゼピンとアロプリノール

ＣＰＩＣのウェブサイトにはＨＬＡと薬剤の関係が載っています。

https://cpicpgx.org/genes-drugs/

HLA-A	allopurinol , carbamazepine, oxcarbazepine
HLA-B	Abacavir, allopurinol, carbamazepine, carbimazole, dapsone , methazolamide, methimazole, nevirapine, oxcarbazepine, phenytoin, propylthiouracil
HLA-C	Allopurinol, methazolamide
HLA-DPB1	aspirin
HLA-DQA1	lapatinib
HLA-DRB1	nevirapine

National Human Genome Research Institute（NHGRI）のサイトには、ゲノム解析にかかった費用に関するグラフが載っています。

https://www.genome.gov/about-genomics/fact-sheets/DNA-Sequencing-Costs-Data

各国の全ゲノム検査状況

１０００人ゲノムに関するサイトです。**The International Genome Sample Resource**

http://www.internationalgenome.org/home

Genomics England

https://www.genomicsengland.co.uk/

Qatar Genome

https://www.qatargenome.org.qa/

東北メディカルメガバンク

https://www.megabank.tohoku.ac.jp/researchers/genome

アイスランドとフェロー諸島——均一な民族と充実した家族歴でゲノム検査の重要地域

アイスランド

https://www.decode.com/

フェロー諸島

https://www.fargen.fo/en/home/

優性遺伝とは何でしょう。未発症者の問題とは?

東京大学医科学研究所「**公共政策研究分野**」の武藤香織先生の教室のウェブサイトです。

http://www.pubpoli-imsut.jp/news.php

２０１７年度 研究や診療における遺伝情報に関する市民意識調査です（日本リサーチセンター）。

https://www.amed.go.jp/content/000030390.pdf

早稲田大学社会科学部の横野恵先生の報告　「ゲノム情報に基づく差別に関連する 法制度のあり方について」です。

https://www.mhlw.go.jp/file/05-Shingikai-10601000-Daijinkanboukouseikagakuka-Kouseikagakuka/0000126277.pdf

成人発症の常染色体優性遺伝疾患——ACMG推奨疾患

米国臨床遺伝学会が2013年と2016年に発表した報告です。左ページの表の疾患は、医学的対応や早期発見が可能の可能性があり、本人に告げるべきだと勧告しています。

㉝ Genet Med. 2013 July; 15(7): 565–574.

ACMG Recommendations for Reporting of Incidental Findings in Clinical Exome and Genome Sequencing.

㉞ Genet Med. 2017 Feb;19(2):249-255.

Recommendations for reporting of secondary findings in clinical exome and genome sequencing, 2016 update (ACMG SF v2.0): a policy statement of the American College of Medical Genetics and Genomics.

ACMG 推奨疾患名	関連遺伝子
家族性腫瘍関連疾患	
Hereditary breast and ovarian cancer	BRCA1, BRCA2
Li-Fraumeni syndrome	TP53
Peutz-Jeghers syndrome	STK11
Lynch syndrome	MLH1, MSH2, MSH6, PMS2
Familial adenomatous polyposis	APC
MYH-associated polyposis; adenomas, multiple colorectal, FAP type 2; colorectal adenomatous polyposis, autosomal recessive, with pilomatricomas	MUTYH
Juvenile polyposis	BMPR1A, SMAD4
Von Hippel–Lindau syndrome	VHL
Multiple endocrine neoplasia type1	MEN1
Multiple endocrine neoplasia type 2	RET
Familial medullary thyroid cancer	RET
PTEN hamartoma tumor syndrome	PTEN
Retinoblastoma	RB1
Hereditary paraganglioma-pheochromocytoma syndrome	SDHD, SDHAF2, SDHC, SDHB
Tuberous sclerosis complex	TSC1, TSC2
WT1-related Wilms tumor	WT1
Neurofibromatosis type 2	NF2
循環器関連疾患その他	
Ehlers-Danlos syndrome, vascular type	COL3A1
Marfan syndrome, Loeys-Dietz syndromes,	
and familial thoracic aortic aneurysms and dissections	FBN1, TGFBR1, TGFBR2, SMAD3
ACTA2, MYH11	
Hypertrophic cardiomyopathy, dilated cardiomyopathy	MYBPC3, MYH7, TNNT2, TNNI3, TPM1
MYL3, ACTC1, PRKAG2, GLA, MYL2	
LMNA	
Catecholaminergic polymorphic ventricular tachycardia	RYR2
Arrhythmogenic right ventricular cardiomyopathy	PKP2, DSP, DSC2, TMEM43, DSG2
Romano-Ward long-QT syndrome types 1, 2, and 3,	
Brugada syndrome	KCNQ1, KCNH2, SCN5A
Familial hypercholesterolemia	LDLR, APOB, PCSK9
Wilson disease	ATP7B
Ornithine transcarbamylase deficiency	OTC
Malignant hyperthermia susceptibility	RYR1, CACNA1S

米国の**ガイシンガー・ヘルスケア**のmycodeプロジェクトです。
https://www.geisinger.org/precision-health/mycode

その結果です。

https://www.geisinger.org/-/media/OneGeisinger/pdfs/ghs/research/mycode/Latest-MyCode-Results-Reported.pdf?la=en

《第8章》

（文献）日本人の大規模な乳がんの遺伝子検査報告です。

㉟ *Germline pathogenic variants of 11 breast cancer genes in 7,051 Japanese patients and 11,241 controls.*
Nature Communications volume 9, Article number: 4083 (2018).

2021年度版の**遺伝性乳がん卵巣がん症候群のガイドライン**です。

https://johboc.jp/guidebook_2021/

日本の倫理感と外国の倫理観：倫理観の多様性

保因者診断に関する**米国産科婦人科学会**の委員会勧告です。

https://www.acog.org/Clinical-Guidance-and-Publications/Committee-Opinions/Committee-on-Genetics/Carrier-Screening-for-Genetic-Conditions

（文献）中東・アラブ地域での遺伝子検査についてです。世界の血族婚情報もあります。

Genetic testing and genomic analysis: a debate on ethical, social and legal issues in the Arab world with a focus on Qatar: Journal of Translational Medicine : Full Text (biomedcentral.com).

Genome Medical/Understand Your Genomeについてです。

https://www.genomemedical.com/understand-genome-overview/

https://www.understandyourgenome.com/

日本抗加齢医学会のアンチエイジング・ゲノム研究の取り組みについて。
http://www.anti-aging.gr.jp/ci/dl/190424/genomu_release.pdf

出生前診断、着床前診断、着床前スクリーニングに関して

「母体血を用いた出生前遺伝学的検査（NIPT）」指針改訂についての経緯・現状について
公益社団法人日本産科婦人科学会倫理委員会（2020年8月3日改訂）
https://www.jsog.or.jp/modules/news_m/index.php?content_id=843

見えにくい優生思想？それとも人として自然な感情？——内なる優生思想

「優生思想」は現代社会に脈々と息づいている。障害者施設殺傷事件が突き付けた問題についての記事。熊田さんの記事によると大事なことは「私は他者より良くも悪くもなく、私の人生は他にないただ一つのものと考えること」だそうです。

熊田佳代子（NHK文化福祉番組 チーフ・プロデューサー）「『優生思想』は現代社会に脈々と息づいている——障害者施設殺傷事件が突き付けた問題」東洋経済オンライン、2016年11月16日。

https://toyokeizA－.net/articles/-/145061

https://www.anti-aging.gr.jp/ci/dl/190424/genomu_release.pdf
https://www.jsog.or.jp/modules/news_m/index.php?content_id=843
https://toyokeizai.net/articles/-/145061

クローン動物はあります。クローン人間はあり得るでしょうか？

（文献）　霊長類クローニングの論文です。

Cloning of Macaque Monkeys by Somatic Cell Nuclear Transfer Cell Volume 172, ISSUE 4, P881-887.e7, February 08, 2018.

ヒトクローンに関する法律

文部科学省の「生命倫理・安全に関する取組」のサイトをご覧ください。

https://www.lifescience.mext.go.jp/bioethics/clone.html

文部科学省の法律解説「ヒトに関するクローン技術等の規制に関する法律」のサイトをご覧ください。

https://www.lifescience.mext.go.jp/files/pdf/n625_00.pdf

文部科学省研究振興局ライフサイエンス課生命倫理・安全対策室がまとめた「『ヒトに関するクローン技術等の規制に関する法律』等の概要について」。

http://www.scj.go.jp/ja/member/iinkai/genome/pdf23/siryo3-5.pdf

ゲノム編集とは

ゲノム編集によるヒト治療に関しては官邸のサイトより、内田恵理子「遺伝子治療とゲノム編集治療の研究開発の現状と課題」という資料を紹介します。よくまとまっています。

https://www.kantei.go.jp/jp/singi/kenkouiryou/genome/advisory_board/dai4/siryou4-1.pdf

カルタヘナ法に関する農林水産省のサイトです。

https://www.maff.go.jp/j/syouan/nouan/carta/about/

https://www.maff.go.jp/j/syouan/nouan/carta/kiso_joho/outline.html

農業・畜産分野における遺伝子組み換えとゲノム編集

農研機構のゲノム編集がわかるサイトです（バイオステーション）。

https://bio-sta.jp/faq/

筑波大学の研究室ではγ-アミノ酪酸（GABA）をより多く含むトマトを作

り出し、２０２０年１２月11日に厚生労働省、農林水産省への届出が受理されました。すでに苗の提供が始まります。

https://www.jacom.or.jp/nousei/news/2020/12/201214-48290.php

京都大学の広報誌では「京大発、「肉厚マダイ」参上」という記事があります。

http://www.kyoto-u.ac.jp/kurenai/201809/taidan/

ゲノム編集で共食いをしないサバを作って養殖効率を上げる記事です。九州大学農学研究院附属アクアバイオリソース創出センター唐津サテライトがまとめました。

https://www.affrc.maff.go.jp/docs/anzenka/genom_syuzai2020/pdf/genom_syuzai2020.pdf

https://www.jacom.or.jp/nousei/news/2020/12/201214-48290.php

https://www.kyoto-u.ac.jp/kurenai/201809/taidan/

https://www.affrc.maff.go.jp/docs/anzenka/genom_syuzai2020/pdf/genom_syuzai2020.pdf

《第8章》

もっと光を

２０２１年６月６日のＮＨＫスペシャル「２０３０未来への分岐点（４）〝神の領域〟への挑戦～ゲノムテクノロジーの光と影～」をまとめたきじです。

https://www.nhk.jp/p/special/ts/2NY2QQLPM3/blog/bl/pneAjJR3gn/bp/pJ4pv1kV5J/

（文献）　難病アミロイドーシスに対するCRISPR治療の論文です。

㊱　*CRISPR-Cas9 In Vivo Gene Editing for Transthyretin Amyloidosis* N Engl J Med 2021; 385:493-502. https://www.nejm.org/doi/full/10.1056/NEJMoa2107454

第Ⅱ部

遺伝子検査、受けますか?

〈青木美保〉

第9章　発症前診断、受けますか?

（長年、発症前診断に携わってこられた臨床遺伝専門医の体験をインタビューし、遺伝カウンセラーとしての筆者の経験もふまえながらわかりやすくまとめました。）

将来発症するかもしれない病気を診断する

（事例）タケシさんのお父さんは45歳のときに遺伝性の神経難病だと診断され、徐々に病気が進行し、現在は寝たきりです。タケシさんは、今年35歳。そろそろ結婚や子どもを持つことを積極的に考えています。最近、今は何も症状がないけれど、将来自分も父親と同じ病気になるかもしれないという不安が頭から離れなくなりました。そこで、思い切って大学病院の神経内科を受診したところ、現時点でまだ発症していない人でも将来発症するかどうかを遺伝子検査で診断できる「発症前診断」という方法があることを知りました。

神経難病とは、脳神経系が侵される、根本的な治療が難しい病気のことです。神経難病には遺伝性のものもあり、脳や脊髄にある神経細胞のうち、運動や認知機能などに関係する特定の神経細胞が異常なタンパク質の蓄積などにより障害されて、徐々に細胞機能が変化したり、細胞が死滅する病気のことです。発症に至る詳細は明らかになっていません。

遺伝性の神経筋肉の難病の発症前診断は採血だけで実施可能ですが、実際に実施するまでには様々なプロセスが必要で、簡単にできる検査ではありません。発症前診断を行っている遺伝の専門家や神経内科医も、どうするのが患者さんや血縁者にとって最善なのか答えがあるわけではありません。この章では、現在行われている発症前診断のうち、治療法のない神経変性疾患の発症前診断はこんな感じだというところを知っていただき、自分だったらどうするかについても想像していただければと思います。

発症前診断が可能になった背景

近年、人の遺伝子を網羅的に解析する研究が行われ、患者さんの数が少なく原因が明らかになっていない神経や筋肉の難病の原因遺伝子が相次ぎ解明されるなど、大きな成果をあげています。このような神経や筋肉の難病の研究にも日本は積極的に取り組んでおり、研究の進展にともない、遺伝子検査が可能な神経や筋肉の疾患は飛躍的に増えています。

また、小児期に発症する一部の筋ジストロフィーや成人後に発症するハンチントン病や球脊髄性筋萎縮症などの遺伝性の神経難病の遺伝子診断が保険適用になり、遺伝子診断が行われる機会が増えてきています。その結果、病気の確定診断としての遺伝子診断だけでなく、現時点でまだ発症していない人でも将来発症するかどうかを遺伝子検査で診断できる発症前診断が可能になりました。

発症前診断とは

遺伝性疾患を受け継いでいる可能性があるけれど、その時点では発症していない人が、遺伝子検査により確定診断されることを「発症前遺伝子診断」、略して「発症前診断」といいます。

通常の遺伝子診断と発症前診断とは何が違うのか

現在、遺伝性の神経・筋疾患や遺伝性のがんが疑われたら、確定診断のために遺伝子診断が行われています。このように病気を発症している人の確定診断のための遺伝子検査と、まだ発症していない人の確定診断のための発症前診断では、そのプロセスや本人・家族への影響、医療者の対応などが大きく異なります。

発症前診断は、希望すれば誰でも気軽に受けられる検査ではありません。発症前診断のプロセスでは、遺伝性の神経・筋肉の難病について詳しく、遺伝カウンセリングの経験が豊富な医師や遺伝カウンセラーが、時間をかけて複数回にわたる遺伝カウンセリングを行います。

遺伝カウンセリングでは、病気の特徴や発症前診断ついてわかりやすく説明し、本人や家族の十分な納得と理解を得ていきます。また、発症前診断を希望する動機や目的を確認し、発症前診断の被験者としての適性要件をある一定以上満たすか、将来起こりうる医学的な問題や精神的な負担に対して十分な支援体制があるか、発症前診断の予想される結果ごとに本人の受け止めや将来の生活や人生設計のシミュレーションを行うなどを慎重に確認していきます。このように発症前診断に関わる医療者には、通常の遺伝子診断以上にかなり慎重な判断や対応が求められます。

発症前診断のメリット・デメリット

現在、発症前診断が可能な主な病気は、主に成人後に発症するタイプの遺伝性の神経や筋肉の難病、遺伝性のがんなどです。遺伝性の神経や筋肉の難病の多くは、進行性で重症度が高く、根本的な治療法がなく、将来長期にわたる療養生活が必要になります。年単位でゆっくり進行し、発症して数年年から数十年が経過すると、これまで築いてきた生活基盤や人生設計の大幅な変更も必要になります。たとえ有効な予防法や根本的な治療法がない病気であっても、将来このような遺伝性疾患を発症する可能性を前もって知っておくことで、本人や家族が将来の生活や人生に備える、また精神的な心構えが可能になることが発症前診断を受けるメリットでしょう。

一方で、発症前診断の対象となる病気の多くは、進行性で治癒しないことから病気が進行すると身体的な機能を失うことのストレスだけでなく、社会における役割を失う、将来的に介護が必要になるストレスなどに向きあうことが求められます。発症前診断のプロセスを通して、本人や家族に大きな精神的な負担や将来の生活や人生設計に大きな変化や修正を余儀なくされる可能性があります。

神経疾患や筋疾患というだけでも厳しい現実がありますが、さらに遺伝性が加わると、本人だけの問題ではなくなり、事態はさらに深刻になります。遺伝子診断で遺伝性疾患だと明らかになった患者さんには、将来同じ病気の原因となる遺伝子の変化（遺伝子変異）を受け継いでいる血縁者がいるかもしれません。このような血縁者は、今は健康でも、将来同じ遺伝性の神経や筋肉の難病を発症するかもしれません。そのため血縁者の発症前診断を行うこともあります。

病気は偶然受け継がれたものであり、誰のせいでもありません。しかし、実際には病気を受け継いだことへの不安や罪責感、遺伝性疾患への世間や家族の理解のなさや偏見、ときに同じきょうだい間で病気を受け継いだ・受け継がなかったことへの不公平感や罪悪感などに直面することもあるかもしれません。

どのような病気で発症前診断が可能か

現在、発症前診断は、主に次のような特徴がある神経や筋肉の細胞が進行性に変性する疾患（神経変性疾患といいます）が対象となっています。小児で発症する病気は、発症前診断の対象になっていません。

・成人してから発症する

・遺伝子変異を受け継いだ人はほぼ100%の確率で発症する
・遺伝子検査による確定診断が可能

このような神経変性疾患は、主に中年以降で発症し、原因や有効な治療法が明らかにされておらず、多くは国の難病指定を受けています。発症前診断が比較的多く行われる病気には、脊髄小脳変性症や筋強直性《きんきょうちょくせい》ジストロフィー、などの一部の筋ジストロフィー、家族性筋委縮性側索硬化症、球《きゅう》脊髄性筋委縮症、家族性アルツハイマー病、家族性アミロイドポリニューロパチー、家族性パーキンソン病、ハンチントン病などがあります。神経の専門外来以外ではあまり見かけない稀な病気が多いので、一般の人にはあまり馴染みがなく、どのような病気か知らない人が多いと思います。

病気について広く知ることは、患者さんと家族のためだけではなく、多様性のある人間や社会を理解するためにも重要なことです。イメージできるように、少し発症前診断が可能な主な病気について説明していきましょう。

発症前診断が可能な主な病気①筋ジストロフィー

筋ジストロフィーは、筋肉細胞が進行性に壊れて、筋肉がやせていく病気です。発症年齢は10〜70歳までと、個人差が大きいのです。手足の筋肉だけではなく、全身の筋肉が壊れていきます。呼吸や心臓の動きをつかさどる筋肉など、さまざまな臓器に影響が及びます。主な原因として50以上の原因遺伝子が見つかっており、原因遺伝子ごとに多くの病型があります。病型によって発症時期や症状もさまざまで、小児期に発症するものもあれば、成人してから発症するものもあります。症状や重症度は個人差が大きく、家族でも発症時期や症状が同じとは限りません。現在のところ、根本的な治療法はありません。

成人で最も頻度が高い遺伝性の筋ジストロフィーは、筋強直性ジストロフィーです。この病気は、筋肉細胞が細くなりゆっくり委縮していきます。最初はペットボトルや缶が開けられない、つまずきやすいなどの症状から始まり、そのうちいったん強く握ると手がこわばって開かない、口の開閉が滑らかにできずうまく話せない、歩行時の最初の一歩がうまく出せないなどが起こりますが、同じ動きを繰り返していると動きはよくなります。

鍵の開閉、ファスナーやボタンなどのある服の着脱、入浴、調理などの日常動作などが難しくなります。表情筋もやせるため、頬がこけた表情が乏しい顔になり、まぶたが下がりものが見えにくくなることもあります。白内障や前頭部中心に脱毛が起こることがよくあります。不整脈や呼吸障害、糖尿病、高度の脳機能障害、便秘などの全身にさまざまな症状を伴うこともあります。

筋力低下には補助装具や車いす、筋肉のこわばり予防にはリハビリテーション、症状を緩和するには薬物投与、不整脈にはペースメーカー、呼吸障害には鼻マスクによる酸素吸入、誤嚥《ごえん》性《せい》肺炎の予防には食事の工夫などが必要になります。

筋強直性ジストロフィーは、原因となる遺伝子の変化が下の世代に伝わるほど、より重症化し、かつ発症年齢が早くなるという特徴があります。そのため、親は軽症でも子どもは重症になることが多く、親より先に子どもが発症するなどのことがあります。

発症前診断が可能な主な病気②脊髄小脳変性症

脊髄小脳変性症は、小脳や脳幹、脊髄などにある神経細胞が障害されていく進行性の病気で、日本全国で患者さんは3万人を超えているとされます。小脳には、運動のコントロールや体のバランスを保つ機能があり、脳幹には呼吸や血圧の調節などを支配する自律神経をコントロールする機能があります。このような機能が障害されると、ふらつきや手や舌がうまく動かず発声が不明瞭、意思が伝えられないなど、日常生活上でさまざまな困難を伴います。

脊髄小脳変性症のうち約30％は遺伝性で、原因遺伝子が異なるさまざまな病型があります。同じ病型でも症状や重症度は人それぞれで、個人差が大きいのです。病型がわからなければ発症前診断はできないため、この病気の発症前診断にはまず患者さんの正確な病型を特定することが必要です。それには患者さんの主治医に確認するか、または患者さんの遺伝子検査が必要になることもあります。

遺伝性の脊髄小脳変性症では、病型ごとに病気の原因となる遺伝子変異が親から子へ受け継がれる仕組みや確率が異なります。多くの脊髄小脳変性症では、原因遺伝子は両親のどちらかにあり、親から子どもに受け継がれる確率は子どもの性別に関係なく2分の1の確率（50％の可能性）です

（このような遺伝型を「常染色体優性*遺伝」といいます）。このような常染色体優性遺伝の脊髄小脳変性症では、通常発症前診断が可能です。日本人で多いとされる脊髄小脳変性症３型（ＳＣＡ３、別名マシャド・ジョセフ病）やＳＣＡ６型、ＳＣＡ31型、歯状核赤核淡蒼球ルイ体萎縮症（ＤＲＰＬＡ）も常染色体優性遺伝なので、前記と同じ仕組み・確率で親から子どもに受け継がれます。

日本ではかなり稀な脊髄小脳変性症には、両親がともに病気の遺伝子変異を持っていて、子どもの性別に関係なく、親から子どもに４分の１の確率（25％の可能性）で受け継がれるものもあります（このような遺伝型を「常染色体劣性*遺伝」といいます）。常染色体劣性遺伝の脊髄小脳変性症では、両親ともに発症している場合に限り、発症前診断が可能です。

「優性遺伝」・「劣性遺伝」の違いは、親から子どもに遺伝子の特徴が伝わる仕組みや確率などが異なるだけで、人の優劣とは関係ありません。２０２１年、より正確な意味合いを伝えるために、優性・劣性にかわり、日本医学会は「顕性」・「潜性」に変えることを推奨しています。同年に中学理科の表記も「顕性」・「潜性」に改められました。

発症前診断が可能な主な病気③球脊髄性筋萎縮症

球脊髄性筋萎縮症は、30～60歳で男性のみが発症する遺伝性の神経疾患です。脳の一部や脊髄にある運動神経細胞が障害されて、話すときや飲み込むときに使う筋肉や舌の筋肉、手足の筋肉がやせていき、かなりゆっくり進行していきます。発症から約10年すると、飲食でむせる、手足に力が入らなくなり、発症から約15年で車イス生活になることが多いようです。手足の筋力維持と誤嚥性肺炎を防ぐための食事の工夫が必要となります。

発症前診断が可能な主な病気④早期発症型パーキンソン病

若年発症の一部のパーキンソン病は遺伝性で、多くは50歳以上で発症し、なかには40歳以下で発症する人もいます。ふるえ、動作緩慢、細かい動作ができない、最初の一歩が踏み出しにくいなどの症状から始まり、発症から数年すると体のバランスが悪くなり、転倒しやすくなります。平均寿命は一般的な人とほとんど同じと考えられています。症状を緩和する薬物療法を中心に行います。

発症前診断を希望する動機

発症前診断を希望する理由は人それぞれですが、主な動機を上げてみます。

病気ではないという保証がほしい

患者さんの多くは、病気ではないという保証を求めて発症前診断を希望します。気持ちは理解できますが、希望どおり結果が陰性になるとは限らず、陽性となる可能性は少なからずあるわけです。自分は陰性だと期待して、陽性という結果に対する十分な心構えがないままに発症前診断を受けると、陽性という結果に対するショックやパニックなどの心理的な反応が予想されます。また結果を受け入れられない状態が続くと、抑うつ状態が長引き、社会生活が送れなくなる、反社会的な行為や自殺に至る可能性さえあります。

このような事態にならないために、発症前診断では事前に十分な時間をかけて、動機や何を期待しているかなどを確認するだけでなく、結果ごとに受け止めやどのように対応するかなど事前にしっかりシミュレーションを行います。

職業選択を含めた将来設計をしたい

職業選択が動機になることもあります。将来発症したら、徐々に歩けなくなる、ふらつく、寝たきりになる可能性があり、遺伝性の神経・筋疾患のある人に可能な職業は限られるかもしれません。肉体をかなり使う仕事、たとえば大工さんや運転手、荷物の運搬などの職業は、病気を抱えながら続けるのは将来厳しいというイメージが持てるでしょう。そうなら、発症前の段階から転職のためのトレーニングをする時間を考えて、早めに発症前診断を受けたいと希望する人もいます。

パートナー選択を含めた将来設計をしたい

結婚前に将来遺伝性の神経難病などを発症する可能性を調べたいという動機のこともあります。婚約者やパートナーには遺伝性の病気がある可能性や発症前診断を含めた事実を伝えたいという人もいれば、婚約者やパートナーには絶対知らせたくない人もいます。陰性だったら今のパートナーと婚約するが、陽性だったら今のパートナーとは別れる、結婚をあきらめるという人が結構います。ごく稀ですが、陰性・陽性という結果によって異なるパートナーを選ぶという人もいます。結婚や人生は用意周到であるほどいいかは分かりませんが、陽性という結果を受け止められる相手を選びたいということでしょう。

病気を受け継いでいない赤ちゃんがほしい

遺伝性の神経・筋疾患を受け継いでいる可能性がある人が、同じ病気を受け継いでいない赤ちゃんが欲しいということが、発症前診断を受ける動機のこともあります。健康な子どもを願う親の気持ちは理解できますが、現在日本では発症前診断で得られた親の遺伝情報を使って、赤ちゃんの遺伝子診断をすることは認められていません。そのため、赤ちゃんの遺伝子診断を目的とした発症前診断はしないことになっているのです。これは、少なくとも医療機関の方針としては、成人後に神経疾患や筋疾患を発症すると確定診断された子どもの命の選択に関与するのは難しいと思っているからでしょう。

一方で矛盾しているようですが、現実に染色体異常がある赤ちゃんの中絶は身体的・経済的理由により行われています。これはなかなか難しい問題です。このような動機で発症前診断を希望する人には、遺伝カウンセリングのときに、力になれないかもしれないということをきちんと説明しておかないといけません。当初はそういう目的ではないと言っていても、家系内に今後子どもを持つ可能性のある年齢の人がいれば、将来的にこのような動機で発症前診断を希望することは起こる可能性があるからです。

発症前診断の対象となる人の要件

発症前診断は病気の治療ではありませんので、医療保険は適用されず、全額自費診療になります。それだけに、発症前診断は当事者の希望だけで検討するのではなく、医療機関ごとに倫理委員会で定めた倫理指針に従って、一定の要件を満たす人に限って行われています。要件をある一定以上満たしているかについては、遺伝カウンセリングで確認していきます。さらに症例ごとに院内の倫理委員会で検討した上で慎重に行われています。

発症前診断の要件には、医学的要件、被験者の要件、支援体制の要件の3つをある一定以上満たす必要があります。それだけでも、結構ハードルが高いと感じるでしょう。希望するだけで簡単に発症前診断ができるわけではないという認識を持っていただき、患者さんにはそれだけの覚悟が求められるということを理解してもらうためでもあります。発症前診断には長いプロセスが必要になりますが、それでもやりますかと問われるわけです。発症前診断で長いプロセスを踏むのは、医療保険の適用外で行われており、発症前診断を行う医療者の責任のとれる範囲をはっきりさせておくためでもあります。

発症前診断を検討する医学的要件

発症前診断には、少なくとも次に示すような医学的・被験者・支援体制の3つの要件を満たし、かつ2名以上の神経内科医が発症前診断の必要性を認めた人に限っている医療機関もあります。複数の神経内科医に判断を求めるのは、臨床診断の客観性を担保するためで、主治医だけではなく、主治医以外の神経内科専門医にも診てもらいます。

発症前診断を検討する医学的要件としては、まずは本人が遺伝性疾患の原因となる遺伝子変異を受け継いでいる可能性があることが大前提です。さらに、家系内で最初に遺伝性疾患を疑うきっかけとなった最初の患者さんが遺伝子検査で確定診断されており、その家系内の遺伝子変異が明らかになっていることが必要です。家系内の遺伝子変異がわからなければ、発症前診断を行うことはできません。

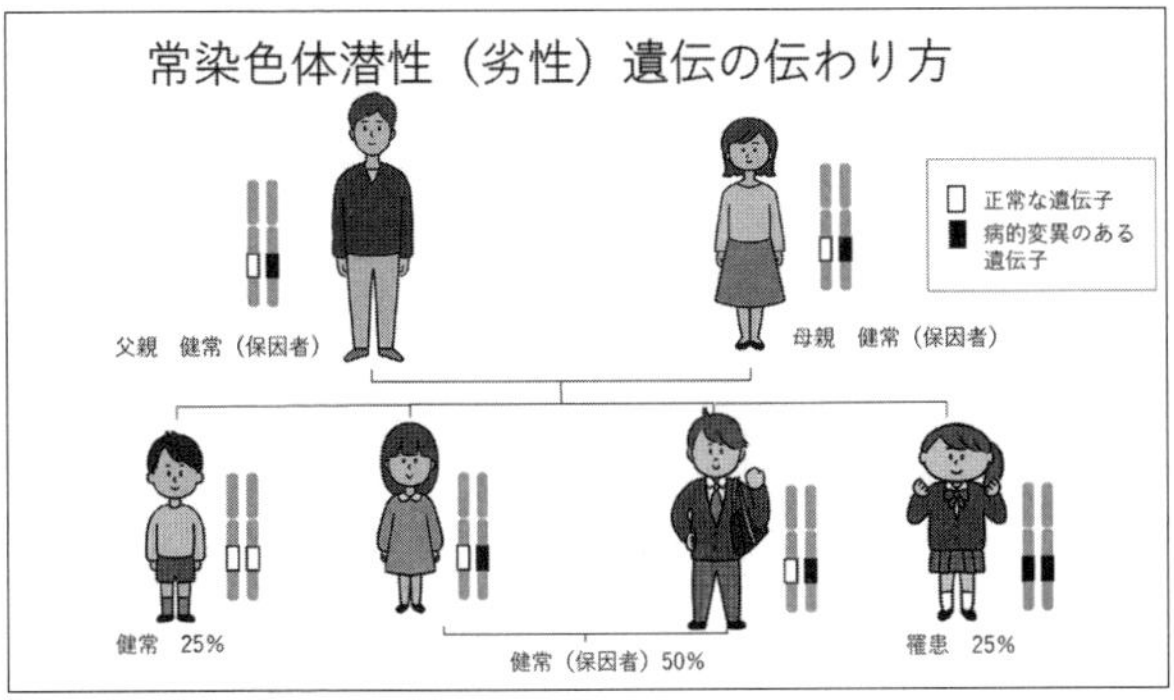

常染色体潜性遺伝（劣性遺伝）の伝わり方

常染色体潜性遺伝（劣性遺伝）の病気では、両親ともに病気の遺伝子変異がある場合に限り、子どもに25%の確率で（4人に1人の可能性）病気が受け継がれる可能性があります。そのため常常染色体潜性遺伝（劣性遺伝）の発症前診断では、両親ともに原因遺伝子の病的変異が見つかっていることが前提になります。

遺伝子検査で診断が確実にできる、またはある程度診断できる遺伝性疾患でないと発症前診断はできません。

人のDNA上の遺伝情報の一部には、同じ配列パターンが繰り返されている部位がいくつもあります。このような配列パターンの繰り返し回数は個人により異なります。このような配列の長さのわずかな個人差は、個々の特徴の違いにつながり、ときに病気の発症につながることがあります。

そのような配列の長さの個人差を利用した遺伝子診断が行われています。たとえば遺伝性の神経や筋肉の難病の原因遺伝子上の配列の長さが、ある一定レベルを超えて異常に長くなると、病気だと診断されます。このような遺伝性の神経や筋肉の難病には、たとえば筋強直性ジストロフィーがあります。この病気の原因遺伝子上にある配列の長さが35回未満では正常、50回以上では異常と判断されますが、35～49回は正常と異常の中間にあたります。正常と異常の中間にあたる長さの人では、発症しているかどうかを白黒つけられないことがあります。将来発症しても少なくとも重症化することはありませんが、成人まで発症しないことは少なく、ある程度は発症前診断が可能です。

同じ遺伝子変異でも下の世代に伝わるにしたがい、発症年齢がより早くなり、より重症化する現象がある遺伝性の神経や筋肉の難病もあります。その場合、同じ病気の親子間でも発症時期や病状が同じとは限りません。ときに下の世代が先に発症することもあります。

病気の遺伝子を父親と母親のどちらから受け継ぐかによって、症状や重症度が異なる遺伝性の神経疾患もあります。つまり、このような神経や筋肉の難病では、親より先に子どもが発症することが多く、親が子どもの後に発症することもあります。また、親が発症していないのに、先に子どもが発症することもあります。

自分の家系の遺伝性疾患にこのような特徴があることをよく知っている患者さんでは、「本来なら自分は母親よりも早く発症するはず。だけど、自分は母が発症した年齢を超えたのに発症していないから、大丈夫じゃないか」と話す患者さんもいます。そうかもしれませんが、本当にところは遺伝子検査をしてみないとわかりません。

発症前診断を検討する被験者の要件

発症前診断では、自覚的にも客観的にも発症していないことが前提です。つまり、本人に自覚症状がないだけでなく、神経内科医による診察でも発症していないとされることが必要になります。

この要件を満たさない症例としては、たとえば本人には自覚症状はないが、神経内科医が診察すると病気の初期症状がみられ、実は発症している場合があります。実際に、発症前診断を希望する人のなかには、実はすでに発症している人がいます。成人後に発症する神経や筋肉の難病では、ゆっくり進行するため、すでに発症していても、症状に慣れて自覚していないことがあります。

すでに発症している人では、発症前診断という長いプロセスは必要ありません。かわりに、すでに発症している人の遺伝子診断を受けることになります。こちらは、保険診療で発症前診断よりも早く診断できます。本人には自覚症状がないので、すでに発症しているという神経内科医の診断を信じたくない思いもあるでしょうから、保険診療で早く遺伝子診断できるといわれても、本人は複雑な気持ちでしょう。

発症前診断の要件として、本人に発症前に知りたいという明確な意思があること、それは本人の自由意思に基づいていて、ほかの人から指示されたり、強要されたりしたものではないことが必要です。発症前診断では本人の遺伝情報が明らかになりますが、それを将来どのように活用するのか明らかな目的があることも、発症前診断に必要な要件としています。なぜ発症前診断を受けたいのか、遺伝子診断の結果をその人の人生にどのように活用するのか、結果が陽性または陰性だったときに、自分自身や家族の将来に対して十分な見通しを持っているかという点も重要です。

本人の感情が安定しており、発症前診断の重大さや結果の意味することを理解し、冷静な判断ができる成人であることが必要です。そのため、発症前診断は未成年には行いません。結果が陽性だったら、大きな心理的影響やストレスが生じます。医療機関によってはそれに対処できるかを検討するために、発症前診断には事前に精神科を受診してもらい、精神科医にその人の精神疾患があるかどうかや、ストレス耐性を判断してもらいます。

発症前診断を検討する支援体制の要件

遺伝性の神経や筋肉の難病の多くは、進行性で重症度が高く、根本的な治療法がなく、将来長期にわたる療養生活が必要になります。進行性で発症して数年から数十年が経過すると、これまでの生活基盤や人生設計の大幅な変更も必要になります。それは本人や家族に将来の生活や人生設計に大きな変化や修正だけでなく、大きな精神的負担をもたらす可能性があります。さらに遺伝性疾患ということが加わると、本人の問題だけではなく、血縁者にも影響が及びます。そのため血縁者に対する罪責感、遺伝性疾患への世間や家族の理解のなさや偏見、ときに血縁者間での不公平感や罪悪感などに直面することもあるかもしれません。

このように将来起こりうる医学的な問題や精神的な負担に対して、具体的かつ十分な支援体制があるかどうかも発症前診断を判断する要件となります。

発症前診断の前に知っておきたいこと

発症前診断による本人への影響

発症前診断の結果が陽性なら、その遺伝性疾患だと確定診断されたことを意味します。将来その遺伝性疾患を発症する可能性は病気によって異なりますが、極めて高いというわけです。将来発症すると、病気の進行に伴いさまざまな問題が起こります。たとえば、脊髄小脳変性症という神経疾患では、症状はゆっくり進行するため、そのうち日常生活が困難になり、ときに排尿・排便を含めさまざまな困難を伴います。患者さんはこの病気と生涯にわたり長く付き合うことになります。病気に付随して将来仕事ができなくなると、これまで築いてきた生活基盤や人生設計の変更を余儀なくされます。生活費や医療費などの経済的な問題、結婚や子どもを持つことにかかわる問題、血縁者に遺伝している可能性の問題、介護の問題、根本的な治療法がない病気だと診断されたことなどに伴う精神的な影響などさまざまな問題が起こります。

医学的な問題

発症前診断の結果が陽性なら、いつ発症するか、進行性の病気ならどの程度進行が速いのか、今後病状はどのような経過をたどるかなどの医学的な問題が生じます。根本的な治療法はなくとも、症状や機能障害を緩和するための治療を行います。障害の程度に合わせて、定期的なリハビリテーションや装具などの処方も必要になります。少なくとも年1回以上の定期的な経過観察を続けて、最新の病状を把握する必要があります。

職業選択の問題

現在の仕事が農業や漁業、運送業など肉体をかなり使う仕事なら、将来発症して病状が進行すると、続けられない可能性があります。発症前や症状が軽いうちに、身体的な負担の小さい仕事に転職するために、たとえば今からパソコン技能など必要な能力を身につけるトレーニングをするなどの準備が考えられます。

新たな技術習得が必要になることもある

さまざまな進行性の神経筋疾患の多くの患者さんは、コミュニケーションに重要な役割を果たす発声に必要な筋肉がやせていきます。だんだん人とコミュニケーションが取れなくなるのは大変つらいことです。人としての生活の質を保つためにも、コミュニケーション手段の確保は患者さんには切実な問題です。近年、コンピュータによる意思伝達装置がいろいろ開発されていますが、発症前の早い時期から機器の操作の練習を始めることがスムースな導入につながります。

経済的な問題

発症前診断が行われる病気に限ったことではありませんが、病気に付随して、将来仕事ができなくなり収入がなくなると、生活費や医療費をどうするか、生活基盤の変更を余儀なくされるなどの経済的な問題も生じます。国の難病指定を受けている病気なら、患者さんがある一定の基準を満たしていれば、医療費助成を受けられますが、受診にかかる交通費や医療費は負担しなくてはなりません。

人生の選択にかかわる問題

発症前診断が陽性だと、将来結婚や子どもを持つかどうかなどの人生の選択にかかわる問題も起こります。進行性の神経筋疾患の多くは、治療法のない難病です。自分に病気が遺伝していなければ、結婚して子どもが欲しいが、病気が遺伝していれば生涯誰とも結婚しないと話す人は結構います。

発症前診断が陽性の場合、ときに婚約者やパートナーと別れるという決断に至ることもあります。

精神的・心理的な影響

根本的な治療法がない病気だと診断されたことによるショックを受ける、現実を受け入れられず心理的に不安定になる、今後起こりうるさまざまな問題に対する将来への不安や無力感、絶望感に襲われるなど、本人が受ける精神的・心理的な影響は決して小さくありません。

たとえば、ハンチントン病という病気は、異常なタンパク質が蓄積することにより脳の尾状核という部位の一部の神経細胞が進行性に失われていく病気です。この病気の頻度は、民族や地域によって異なり、日本人では10万人に1人未満しか見られない稀な遺伝性疾患です。平均的な発症年齢は30〜40歳頃ですが、実際には子どもから高齢者までかなり個人差があります。発症する年齢だけでなく、その症状や経過も個人差が大きく、家族でも同じ経過をたどるとは限りません。症状を緩和する薬はありますが、根本的な治療法はありません。最初は、細かい動作ができない、物を落とす、箸がうまく使えない、字がうまく書けないなどの小さな変化から始まることが多くあります。

人によっては感情が不安定になる、短気になるなどの性格の変化から始まることもあります。人から不機嫌、神経質、不器用、落ち着きがなくなったなどと見られることもあります。症状はゆっくり進行して、つまずきやすい、転びやすい、歩行が不安定、発語が不明瞭、飲み込みが難しい、記憶力・集中力の低下、自分の意志とは無関係に手足や胴体が動く（不随意運動）などが徐々に顕著になっていきます。気分の波が大きく、激しい怒りのあとに抑うつ状態になるなど感情のコントロールが困難になり、徐々に別人のように性格が変化していきます。計画や実行、問題解決などができなくなると、いつかは仕事をやめることになります。

発病から10年以上すると、身の回りのことが自分でできなくなります。これまで普通にできたことができなくなる変化は本人には大きな喪失体験です。このような変化は本人にはもちろん、家族や周囲の人にも受け入れがたいことでしょう。家族や周囲の理解が得られなければ、精神的に大きな苦痛が生じます。医療者側としてはまずは患者さんの話をじっくり聞いて、気持ちを受け止め、どうすれば本人の現実と希望とのずれに折り合えるかなど精神的・心理的な支援を受けましょう。

ハンチントン病の発症前診断は可能ですが、病気の重症度が高く、根本的な治療法がないこともあり、実際に発症前診断まで行う患者さんは多くありません。

発症前診断に伴う家族や周囲への影響

発症前診断が家族や周囲の人に引き起こす影響は、決して小さくありません。

介護に関する問題

発症前診断が可能な遺伝性の神経・筋肉疾患の多くは、進行性で重症度が高く、根本的な治療法がなく、将来的に介護が必要になります。症状の進行に合わせて障害や症状を緩和し、進行を遅らせる治療、呼吸困難には酸素吸入や気管切開、運動機能維持のためのリハビリテーションなどにより二次的な合併症を防ぎます。起立時や歩行時の怪我や転倒を防ぐために介助が必要になるため、確定診断がついたら介護保険申請を行います。手すりの設置や家の段差解消の改修、重症化したら訪問介護も検討することになります。誤嚥を防ぐ食事の工夫（刻む、とろみをつけるなど）、飲み込みができなくなればお腹から胃に管を通して栄養補給（胃ろう）、食後に口腔内を清潔にするケアが必要になることもあります。

たとえば、脊髄小脳変性症では、長期にわたる介護が必要になる可能性が非常に高いのです。家族だけでは介護の負担が大きく、継続が難しいため、外部の介護サービスを利用したほうがいいでしょう。そうすることで、患者さんや家族が外部の人々と関わり、話をすることは気分転換の良い機会になります。

たとえば、ハンチントン病では長期にわたる介護が必要ですが、ときに突然の暴言や暴力で家庭内介護が困難になることもあり、外部の介護サービスを利用することになります。医療ソーシャルワーカーや地域の自治体の保健師は、病気に伴うさまざまな生活上の困難や悩みを聞いて、一緒に解決策を探してくれます。

家族や周囲の人間関係の問題

発症前診断という取り組みを通して、さまざまな物事を突き詰めて考えていくことになります。

そのために、家族や周囲の人の知らなかった側面や内面が明るみに出ることがあります。たとえば、頼りになると思って信頼していた人が実はそうではなかったとか、実はこの人はこう思っていたのかとか、そういう家族や周囲の人の知らなかった側面や内面が明るみに出ることがあります。そのために、家族や周囲の人間関係に予想もしていなかった変化や軋轢が起こることがあります。発症前診断を考えなければ、見なくてもよかったことや知らないほうがよかったかもしれないことが明らかになることで、結果的に、本人だけでなく家族や周囲の人が精神的に大きく傷つくことがあります。

子どもや血縁者への遺伝に伴う問題

たとえばハンチントン病の原因となるハンチンチン遺伝子の中には、CAGという3つの塩基の繰り返し配列があり、患者さんではこの繰り返し配列が長くなっています。結果的に異常なタンパク質が作られることが病気の原因です。ハンチントン病はそれぞれの子どもに50%の確率で遺伝する可能性があり、父親から子どもに遺伝する場合に、子どもの発症年齢が早くなり、症状が重くなる傾向があります。

遺伝性疾患の親は、子どもに遺伝子変異を伝えたかもしれないことに罪悪感を抱くかもしれません。また、発症前診断の結果が自分だけが陰性で、きょうだいが陽性だった場合、自分も危機的な状況にありながらも病気ではなかったことに対して罪悪感を抱くことがあります。罪悪感が長引くときは、心理の専門家による判断や支援が必要になることもあります。

遺伝性の病気がある親が、罪悪感から子どもに病気という事実を隠しているとします。子どもにある遺伝子の半分は親から受け継いだものです。子どもが結婚するときになって、実は親が遺伝性疾患だったことを知り、親と同じ病気の遺伝子変異を受け継いでいる可能性を心配して、子どもが慌てて発症前診断の相談に来ることもあります。

家族の人間関係に大きな影響を及ぼす

健康なパートナーと結婚したはずだと思い込んでいる人には、のちにパートナーの遺伝性疾患が明らかになるのは、予想外の展開でしょう。子どもが遺伝性疾患を受け継いだ可能性があるという事態は誰にもコントロールできないことだけに、パートナーとのもともとの人間関係にもよりますが、家族は行き場のない怒りで感情的になったり、攻撃的になったりすることがあります。行き場のない怒りがパートナーに向けられると、最終的に関係性に破綻をきたし、離婚や介護放棄に至ることもあります。身近な家族であっても、人間関係には適度な距離感が大事なのです。あまり近づきすぎると、まったく知る必要がないものや見えなくていいものまで見えてしまいます。人間関係には適度な距離感が大事だということは、日本だけでなくどこの国でも同じだと思います。

神経筋疾患の遺伝子診断

神経・筋疾患を診断するための遺伝子検査は、①すでに何らかの症状がある方を診断するための遺伝子検査と②未発症の方の発症前診断とでは、そのプロセスが大きく異なります。①は専門外来や必要により遺伝カウンセリングを行った上で、臨床検査をして保険適用できるものもあれば国内外の医療機関や研究所、検査会社において自費で行われているものもあります。

①の方で、遺伝子検査の費用が保険適用になるものには、次のような疾患があります。デュシェンヌ型筋ジストロフィーや福山型筋ジストロフィー・脊髄性筋萎縮症・筋強直性ジストロフィー・球脊髄性萎縮症・ハンチントン病・脊髄小脳変性症など。

研究として神経・筋疾患の遺伝子診断を行っている医療機関には、ほかの病院で治療している患者さんが遺伝子診断を求めて検体が送られてくることも多いわけです。臨床検査・研究のいずれの場も遺伝子検査はかなり正確です。

神経筋疾患を未発症の方の発症前診断は、事前に複数回にわたる遺伝カウンセリングを受けたのち、関連する複数診療科の診察により、発症前診断が可能とされた方のみ受けることができます。そのプロセスは医療機関により異なりますが、通常半年から年単位の長い時間がかかります。疾患によって国内外の医療機関・研究所・検査会社で遺伝子検査が行われており、発症前診断では保険適用とならず自費となります。検査費用はその疾患や医療機関により数万円から数十万円まで幅があります。

現在、神経筋疾患の発症前診断は、一部の限られた病院で対応しているだけで、ほとんどの病院は発症前診断を行っていません。以前は発症前診断を行っていたけれども、現在は行っていない病院もあります。発症前診断を行うかどうかは、その病院の医療者の考え方によるところが大きいと思います。発症前診断を行う病院が少ないということは、逆に、医療者としても、病院としても、それだけ難しい取り組みなのだと思います。つまり患者さんや家族からの発症前診断という希望に対して医療機関は十分なサポートを提供していないわけですが、本当にそれでいいのでしょうか。発症前診断を実施している医療機関が少ない環境では、それだけ十分な経験を積んだ医療者が育たないともいえます。実際、発症前診断に対応できる遺伝カウンセリングスタッフの不足は深刻な問題です。

発症前診断を行う医療機関が少ないのは、現在の医療制度のもとで発症前診断を行っても、病院の経営面における費用対効果が乏しいからでもあります。医療における制度や規制、病院の属する制度などの枠組みは、医療をきちんと実践するために作られてきたわけですが、このような枠組みが多ければ多いほど、発症前診断のように枠組みにおさまりにくい医療も出てくるわけです。制度や規制の枠組みに無理にはめなくても機能していたものでも、枠組みにはめようとするとはまらない。枠組みにはまらないことが悪いわけではないのですが、枠組みになかなかはまりにくいものは、取り扱いが難しく、病院ではあまり行われない傾向があると思います。

以前から発症前診断に取り組んできた大学病院では、院内の神経内科が遺伝性の神経疾患の遺伝子解析を長く行ってきた歴史的な背景がありました。国内では少数の病院だけで遺伝子診断が可能な遺伝性の神経疾患がいくつかあり、全国から確定診断を求めて検体が集まってきます。なかには、親が遺伝性の神経疾患と遺伝子診断されて、自分も親と同じ病気を受け継いでいるのではないかと心配になり、遺伝カウンセリングを希望してきた人もいました。実際に遺伝性の神経疾患や筋疾患を受け継いでいる可能性があり、どうしたらいいか困っている人がたくさんいて、医療者として何とかしなくてはいけないという現実の中から、遺伝科と神経内科が連携して少しずつ発症前診断を始めてきたというのが本当のところです。

発症前診断にかかわる医療チーム

発症前診断では、臨床遺伝専門医、遺伝カウンセラー、神経内科医、精神科医、看護師、臨床心理士などの複数の診療科に属する多くの医療者が関わっています。発症前診断の遺伝カウンセリングでは、医療機関により異なりますが、通常、臨床遺伝専門医や神経内科医、遺伝カウンセラーなどを含め最低2～3人以上で行います。複数の人がいろいろな質問をして、できるだけ多角的かつ中立的なスタンスで患者さんを見るようにしています。遺伝カウンセリング後には医療チームで意見交換を行い、発症前診断の医学的な妥当性などを検証することにより、安全性を担保するようにしています。また、病院側は、患者さんや家族の個人的な医療情報やプライバシーを遵守し、患者さんの許可なく第三者に開示することは決してありません。

発症前診断にかかる時間

医療機関で発症前診断を行うには、発症前診断という取り組み全体が、病院の倫理委員会に承認されている必要があります。さらに、症例ごとに院内の倫理委員会の審査にかけて、適否を審査することになります。遺伝カウンセリングでは、患者さんが発症前診断の要件を満たしているかを確認することはもちろんですが、さらに発症前診断に伴って起こりうるさまざまな可能性について患者さんと家族に考えてもらわないといけないので、長いプロセスが必要になります。そのため最初の遺伝カウンセリングから倫理委員会に承認されるまでに通常1年半くらいかかり、発症前診断がすべて終わるまではだいたい1～2年かかります。

この話をすると、みんなびっくりしてしまいます。なかにはすんなり進んで半年くらいで完了することもあります。早くやりたい人には、なぜ時間がかかるのかということを理解して、納得していただくことが必要になります。これまでの印象では、時間の経過ともに患者さんの考えや望んでいることも変わってきますから、これくらい時間をかけることが妥当ではないかと思います。発症前診断を受けた後でやらなきゃよかったと後悔しても、元には戻れません。あまり軽々にやるのではなく、ある程度慎重にやった方がいいと思います。

発症前診断や遺伝カウンセリングにかかる費用

現在の日本の医療保険は、すでに発症している人の治療を主な対象にしています。発症前の段階で行われる発症前診断は、健康保険の適用にならず、全額自己負担になります。研究として発症前診断を行っている医療機関では、その費用は調べる遺伝子の種類や病院ごとに異なりますが、数万円～数十万円のこともあれば、無料のこともあります。遺伝カウンセリングの費用も病院により異なりますが、通常1時間あたり5000円～1万円前後です。

実際の発症前診断のきっかけと流れ

ある程度パソコンや携帯電話が使えれば、知りたい遺伝性の病気についてインターネットで検索すれば、それほど困難なく発症前診断の情報にたどり着けると思います。

通常、すでに発症している患者さんが神経内科などを受診することがきっかけとなります。その後、患者さんが遺伝子検査で確定診断されると、本人や家族への結果説明を経て、同じ遺伝子変異を受け継いでいる可能性がある血縁者が発症前診断を希望する場合には、神経内科から遺伝を専門に扱う診療科に紹介されることが多いのです。患者さん自身が直接発症前診断を予約するケースはまれです。

神経疾患や筋疾患の発症前診断の依頼があれば、まずは患者さんに神経内科を受診していただき、自覚的にも他覚的にも発症していないことを確認してもらいます。発症していないことが確認できたら、発症前診断に関わる遺伝専門科、神経内科などの関係者全員が参加するカンファレンスで、症例について情報交換をします。初回の遺伝カウンセリングでは、医師や遺伝カウンセラーが発症前診断を行う要件について説明をします。次のカンファレンスでは、初回の遺伝カウンセリングの結果について遺伝専門科と神経内科が情報を共有します。要件を満たしていない人には、再度遺伝カウンセリングを行い、患者さんの希望がある限り、発症前診断の要件をある程度満たすまでは、遺伝カウンセリングを継続していきます。

ある程度以上要件を満たしている人では、次の段階は、精神科を受診してもらいます。難しい判断になりますが、陽性という結果だったときの大きなストレスや精神的な負荷に耐えうるかどうかということを精神科医に判断してもらいます。ここまでがファーストステップとなります。

発症前診断を行うかどうかの適否は、病院にもよりますが、通常病院の倫理委員会で症例ごとに審査します。患者さんが一定以上の要件を満たしており、準備が整っていると判断されたら、発症前診断の審査を倫理委員会に申請します。倫理理員会で承認されたら、患者さんの意思を最終確認して、同意を確認できたら、発症前診断のための採血を行います。結果説明の遺伝カウンセリングでは、結果が意味することや今後起こりうる影響も含めて、患者さんに説明します。陽性だった人には、生涯にわたり年1回は神経内科での経過観察が必要になります。遺伝専門科では発症前診断後の体調や仕事の状況などについて確認をしていきます。医療機関によっては遺伝専門科の受診タイミングが合わない人には、定期的にメールや電話でその後の状況などを遺伝専門科から問い合わせをしています。本人の状態や状況によっては、自費診療になりますが受診していただく必要があることもあります。

発症前診断前の遺伝カウンセリング

初対面のアイスブレーク

診断のとき、初対面でいきなり医療者から本題に入られると、その後も無用な緊張感が続きかねませんよね。患者さんも最初から言いづらいことは言わないでしょうし、とくに家族の問題は話しにくいかもしれません。患者さんが本音を話しやすいように、医療者も場を和ませる雰囲気づくりに努めています。話題は何でもいいので、雑談などで緊張感をほぐしコミュニケーションを円滑にする、いわゆるアイスブレイクをします。

本人の全体像や本音を理解する

診断を受ける皆さんはそれぞれに、いろいろな背景や希望を持っています。このタイミングで発症前診断を希望する動機や理由、その人にとって発症前診断を受ける意味、発症前診断に何を期待しているかなどを互いに正しく理解できるように、遺伝カウンセリングの回数を重ねていきます。コミュニケーションを重ねるうちに、だんだんその方の全容や本音が明らかになっていきます。当初とは言っていることが変わってくることは当然あります。それは、意見が変わったのではなく、一人の人間にはさまざまな側面があり、本人の別の側面が見えてくるということでしょう。

適切な情報提供と理解が必要

本人が当てはまる遺伝性の病気について、本人や家族が持っているイメージはさまざまです。これまで発症した患者さんとどのように付き合ってきたか、患者さんを近くで見た、直接話した経験値、家族間の情報共有の程度によっても、病気に対するイメージは異なります。まずは、その病気について正確なイメージを持てるように、主な症状や経過、原因遺伝子や遺伝形式、遺伝的な特徴などについて、専門家から説明を受けましょう。その後、しっかり理解できたかが重要です。このとき、わからない点があれば率直に医療者側に伝えて、納得できるまで説明してもらうことが大事です。

発症前診断の要件を満たしているか確認

発症前診断はどうしてもやらなくてはいけないものではありませんので、医療者主導でどんどん進めることは絶対にありません。本人の医学的な状況や生涯支えてくれるキーパーソンの有無、家族や周囲の支援体制、仕事や保険加入の状況など、さまざまな準備状況や受け入れ状況などについてひとつひとつ確認していきます。発症前診断を希望する患者さんの状況は人それぞれなので、発症前診断を行うための要件を満たしているかについて確認していきます。とにかく、発症前診断前の遺伝カウンセリングというのは、ひたすらこの人に発症前診断を行っても大丈夫なのかと確認するために費やされる作業みたいなものなのです。

発症前診断を行うための要件は結構盛りだくさんです。一度ですべての要件をクリアするのはとても無理で、通常2～6回程度の遺伝カウンセリングを受けることになります。発症前診断では要件をある程度以上クリアできなければ、次のステップには進めません。なかには、最初に発症前診断全体の流れや長い時間を要するということを聞いただけで、「もう結構です」という人もいます。要件をクリアできるまでは遺伝カウンセリングを続けながら、要件を満たしていない点は、どこがどのように難しいのか、どうすれば要件をクリアできるかについて、医療者もご本人や家族の目線に立って一緒に考えるという形で進めていきます。医療者がアドバイスすることはありますが、決断することはありません。自分で考えることが重要なのです。基本的にクリアできない課題はご本人や家族は持ち帰ってじっくり考えることになります。何か考えに進展があったら次の遺伝カウンセリングで考えてきたことを医療者に説明し、ひとつひとつ互いに確認するという作業を繰り返しながら進んでいくことになります。

将来の発症に備えてシミュレーションする

発症前診断の結果が陽性だった場合を想定して、本人や血縁者にどのような影響が生じるかについて事前にできるだけ具体的にシミュレーションしておくことも大事です。陽性という結果なら、将来発症する可能性は非常に高く、進行性の神経疾患や筋疾患では、最初は軽症でも、身体的症状や精神症状が進行していきます。陽性なら、いつかは現在の仕事をできなくなるでしょうから、将来の仕事に備える必要があります。仕事をできなくなったあとの生活費・医療費などの経済面の問題、将来病気を発症するなかで結婚や子どもを持つことをどう考えるか、パートナーや親しい友人との私生活や交際も変化するでしょうし、同じ遺伝子変異を受け継いでいるかもしれないきょうだいや子どもなどの血縁者への影響もあります。このように病気に付随して生じるさまざまな心理的なストレスや精神的負担を受け止められるだけの将来設計をしっかり持っているか、誰からどのような支援が得られるかなど、できるだけ具体的に考えておくことが大事です。遺伝カウンセリングでは、陽性だった場合の具体的なシミュレーションの内容について話すことが求められます。医療者から客観的な視点で確認してもらうことで、自分のこととして主体的に考えているか、実現可能な検討がされているかが明らかになり、もっと検討が必要な点が見えてきます。そしてさらにシミュレーションを重ねていくことになります。将来の発症に備えたシミュレーションはあくまで想像ですが、できるだけ具体的にしっかり考えて、自分をトレーニングしたところを遺伝カウンセリングの場で見せる必要があります。

同様に、結果が陰性だった場合や病的変異かどうか不明な場合などについても考えていきます。具体的にシミュレーションしていくと、発症前診断は簡単に決断できるものではないことがわかると思います。だからといって、事実を知らないでいるほうがよいと決めつけるのは賢明ではありません。

キーパーソンがいなければ発症前診断はできない

・キーパーソンとは？

患者さんの配偶者やパートナー、きょうだいなどの人間関係の中で、とくに大きな影響を及ぼし、実質的かつ精神的な支えとなる人のことを一般的に「キーパーソン（鍵となる人物）」といいます。発症前診断を希望している人をよく理解しており、将来長きにわたって支援できるキーパーソンが確保されていることは、発症前診断の大事な条件です。発症前診断を検討している本人が抱えきれないほどの大きな精神的な負担や大変な葛藤を、ともに支えてくれるキーパーソンに入ってもらいます。キーパーソンがいない人は、そもそも発症前診断を受けることはなかなか難しくなります。キーパーソンでも支えきれなさそうだとあらかじめ予見できるなら、発症前診断はやるべきではないかもしれません。

キーパーソンは原則、きょうだいや両親、いとこなどですが、必ずしも家族でないといけないわけではありません。パートナーがキーパーソンになってくれるかもしれません。最近、家族から独立して生活している人が増えて、パートナーがいない人も増えていますので、キーパーソンが確保できない人は結構います。その場合、適当な人を連れてきてもらっても困りますので、難しいですが、ほかに大丈夫だと判断できる人を探すことになります。同僚、友人、家族または家族に近い後見人や支援者でもいいかもしれませんが、生涯にわたる支援が必要になることを考えると、実際には難しいでしょう。

キーパーソンに対する遺伝カウンセリング

（症例）母親が脊髄小脳変性症と確定診断されたAさん。近いうちに海外に移住する予定があり、その前に母親の通う神経内科で発症前診断を希望しました。しかし、Aさんにはキーパーソンが誰もいないことが明らかになりました。Aさんの実のきょうだい全員がAさんや母親と同じ病気になる可能性があるわけで、もしそうならAさんを支援し続けることが困難になります。

そこで、結局、Aさんの義理のきょうだいがキーパーソンとなって、発症前診断を行いました。

発症前診断の前に行う遺伝カウンセリングにはキーパーソンにも同席してもらいます。また、結果開示の遺伝カウンセリングにも、必ずキーパーソンに一緒に来てもらいますので、一人だったら発症前診断の結果は決して開示しません。

10年、20年と生涯にわたりずっとケアが必要になる可能性がある状況で、その人を支え続けることは、キーパーソン自身にとってどのような意味があるのかも、遺伝カウンセリングで確認します。また、キーパーソンは将来この人が発症したときにどうなるのかを本当に理解しているか、どんな風に支えていくのか、どういうことをしないといけないのかということをある程度具体的にイメージできているかを遺伝カウンセリングの場で話す必要があります。

「将来発症しても大丈夫です」と話すキーパーソンは多いですが、口頭で確認するだけなので、その時点ではたしかにそう思っていても、将来介護の負担が増したとき、どこまで気持ちが続くかまではわかりません。進行性の遺伝性疾患なら症状や重症度にもよりますが、長期にわたり発症した人を支える過程では、将来介護の負担が大きくなると、ときに交際や外出の時間を削って、介護に充てることになるかもしれません。家族を支えることに何らかの充足感を見いだせるうちはいいですが、介護のためにキーパーソンが時間を失ったと負担に感じたり、将来への不安が大きすぎて抱えきれないと感じるときがくるかもしれません。将来的にキーパーソン自身にも励ましや支えが必要になるのは明らかです。
病状が進行したら、キーパーソンが24時間ずっとケアをしないといけないわけではなく、患者さんの安全面を考慮すると、無理せず専門的な介護サービスを利用したり、介護施設に委ねるのが最善の選択肢となることもあるでしょう。

発症前診断後の遺伝カウンセリング：結果開示

（症例）母親と妹が脊髄小脳変性症6型と診断され、二人の介護をしているBさん。最近、Bさんは婚約者との結婚を考えています。婚約者には母親や妹の病気のことは伝えていません。Bさんはもし自分に病気が遺伝していなければ、婚約者と結婚したいと考えています。しかし、もし遺伝していれば、婚約者とは結婚はしないと考えています。妹の主治医からこの病気は発症前診断が可能だと聞いて、結婚前に発症前診断を希望して、遺伝カウンセリングを受けました。発症前診断にはキーパーソンが必要ですが、現在の婚約者以外にキーパーソンは考え難く、ほかには誰も見当たりません。婚約者に相談してみる以外に方法がありません。Bさんは思い切って婚約者に事実を打ち明けたところ、婚約者は発症前診断のキーパーソンになるだけではなく、発症前診断の結果にかかわらず、将来も支えていきたいとのことでした。

発症前診断の結果開示の遺伝カウンセリングでは、いきなり結果を話すのではなく、結果を受け取る意思をあらためて確認する時間があったほうがいいと思います。なので、医師や遺伝カウンセラーは結果開示の前に、もう一度簡単にこれまでの遺伝カウンセリングのプロセスを患者さんと振り返る時間を持つようにしています。つまり、患者さんが「結果を聞きたくない」と言える最後の選択肢を残しておかないといけないと思います。

結果開示の遺伝カウンセリングでは、ただ遺伝子検査の結果が伝えられるだけではありません。結果がいったい何を意味しているか、それを知ることで今後どうなるのかという情報も含めて伝えてもらうことが大事です。その場合、その人が対処できる情報かどうかということが大事です。自分の遺伝情報を知って、将来のために前向きに生かせるならいいですが、知ったために、どう対処したらいいかわからず混乱に陥るかもしれません。まあ、そういう事態も含めて人生だと言えなくもないですが。

将来の見通しがよくないとか、根本的な治療法がない遺伝性疾患の発症前診断の結果が陽性だったら、かなり重い話し合いになります。人生を大きく左右するこのような発症前診断の決断には、医療以外のさまざまな要素が影響します。日常生活や仕事、結婚、子どもを持つことなど、さまざまな計画変更を余儀なくされ、人生の大きな岐路に立つことになります。思い通りにならない現実の受け入れに大きな困難や心理的・精神的な影響が生じます。

非常に予後の悪い疾患でも、遺伝子検査の結果はある程度淡々とお話する医師もいます。事前に陽性のときのシミュレーションを十分していても、最初の一言で頭が真っ白になって、泣いてしまう人もいます。そういうときは、カウンセリングを続けても意味がなく、ことさら声をかけても仕方ないことが多いので、少なくとも話が耳に入るタイミングまで相手の受容が進むのを待つしかありません。落ち着いたら、あらためて遺伝カウンセリングを受けていただくことになります。結果開示の当日または翌日に、遺伝カウンセラーや看護師から患者さんの安否確認という意味も含めて、患者さんに連絡を入れることもあります。

発症前診断を断念した症例

発症前診断の要件を満たさない

要件をある程度以上満たせなければ、発症前診断としては先には進めません。どうしても要件をクリアするのが難しい場合に、自ら発症前診断を断念する人もいます。たとえば、本人を理解して支援できるキーパーソンが誰もいない人は、急に支援してくれる人は現れませんから、その段階であきらめる人もいます。要件をある程度以上満たすまで、かなり時間がかかる場合もあり、なかには6回以上遺伝カウンセリングを続けた患者さんもいます。2～3年でも、10年でも医療者側は待ちますが、そうなると患者さんは気持ちが続かなくなり、そのうち来なくなるかもしれません。なかには、発症前診断を待っているうちに症状が出てくる人もいます。そうなると発症前診断ではなくなり、病気の診断のために診察を受け、遺伝子検査が検討されることもあります。

発症前診断を希望する理由がはっきりしない

発症前診断を断念した人のなかには、毎回言っていることが首尾一貫していない人や、発症前診断を受けたい理由がはっきりせず、きちんとした論理付けがされていない人もいます。発症前診断を受けたい気持ちだけは誰にも負けないと、いくら熱弁をふるっても、ただ受けたい気持ちを叫ぶだけでは、先に進めないことを理解していただけない人は、多くはないけれどいます。医療者側がわかるように説明できない人は、結果が出たときに何が起こるか、どんな反応が起こるか予想ができません。それが医療者側には発症前診断を行う上で大きなリスクに思えるわけです。そのような場合は、遺伝カウンセリングで問題点を整理し、受けたい理由など、医療者からの質問に対して答えをしっかり考えてきていただくことになります。しかし途中で答えを探すことに疲れて、最終的に来られなくなり、発症前診断を断念する人もいます。もしかしたら、別の施設に相談に行かれたかもしれません。

途中で考えが変わり、受けたくなくなった

当初は発症前診断を希望していても、時間をかけて何度もカウンセリングを続けるうちに、発症前診断に対する本人の考えが変わり、受けたくなくなる人もよくいます。

その家系で最初に診断された人の遺伝子変異がわからない

発症前診断をするには、通常その家系で最初に発症前診断を考えるきっかけになった人が遺伝子

検査で確定診断されている必要があります。その家系内の遺伝子変異がわからなければ、発症前診断はできません。その場合、すでにその病気を発症している人に遺伝子検査を受けてもらう必要があります。その場合のアプローチは、医療者が行うのではなく、本人や家族が行います。

その家系で最初に診断された人の協力が得られない

すでに遺伝性の神経・筋疾患と臨床症状から確定診断されており、治療も受けている患者さんにとっては、今さら遺伝子検査を受けるメリットはありません。それでも、発症前診断を希望している人との関係性がよければ、遺伝子検査に協力してくれるかもしれません。臨床的に確定診断されている患者さん本人には遺伝子検査のメリットはなくても、家族の発症前診断に協力するために遺伝子検査を受けた事例もあります。逆に、家族との関係性がよくないために患者さんの協力が得られず、発症前診断を断念せざるをえないこともあります。実際に、家族が遺伝子検査を受けてもらうように頼めなかったり断られたりして、発症前診断ができなかった事例もあります。

家系で最初の患者さんが誰かわからない

なかには、その家系で最初の患者さんがわからないという理由で、発症前診断が頓挫した症例もあります。

一度は発症前診断をあきらめたのちに再開した事例

以前、発症前診断の遺伝カウンセリングを受けたときに、大変そうだからと途中であきらめても、そのことがその人の中で非常に気になっていれば、かなりのブランクがあったのちに、突然また発症前診断の遺伝カウンセリングに来る人もいます。時間の経過とともにその人を取り巻く状況は大きく変わったでしょうが、その人の遺伝情報は、病気の遺伝子を受け継いでいるかもしれないという事実を含めて、生涯不変です。ですから、発症前診断を受けないことにはその人の問題は解決されないわけです。

実際の発症前診断の実施状況

2013年に東京医科歯科大学附属病院の遺伝診療科では、院内で発症前診断の依頼があった21人のうち、実際に遺伝カウンセリングを受けたのは13人（依頼者全体の約60％）、そのうち実際に、発症前診断まで受けたのは5人、不適格が1人、ほかの医療機関への紹介が1人、遺伝カウンセリングだけを受けたのは6人でした。遺伝カウンセリングは受けたものの発症前診断は受けなかった人は、発症前診断の説明や要件を聞いた段階で難しいと思われたのかもしれませんし、発症前診断の要件を満たすことが難しいと自ら中断した人や、何らかの理由で断念した人も含まれます。できればこちらから断ることはしたくありませんが、その人自身の受け止めがたぶん難しいだろうという医療者側の判断で、お断りした症例もあります。医療者側から難しいという判断をされたことは、本人にはかなりショックだったかもしれません。

発症前診断に関する神経内科医のアンケート結果

東京医科歯科大学附属病院の遺伝診療科が、2013年に発症前診断について関連病院を含めた神経内科医97名に対して、無記名でアンケートを行った結果、40名が回答しました（回収率41.2％）。神経内科医の約60％は発症前診断の相談を受けたことがあると回答しており、神経内科医は発症前診断の相談を受ける可能性が非常に高いことがわかりました。医師の経験別には、5年未満の若い神経内科医は発症前診断の相談を受けることはあまり多くないが、10年以上の神経内科医はほとんどが発症前診断の相談を受けたことがあることがわかりました。よくある相談内容としては、病気が遺伝しているかどうかを調べたい、家族に遺伝性の病気をどう伝えたらいいか、病気を受け継いでいない子どもを産めるかという相談が多いこともわかりました。

患者さんからの発症前診断の相談に対する神経内科医の対応は、話をしっかり聞いた、仲間の医師や遺伝部門に相談した、発症前診断が可能なほかの医療機関に紹介した、実際に遺伝子診断を実施した、なかには断ったという医師もいました。神経内科医は患者さんから発症前診断の相談をされることは多いものの、実際に発症前診断を行った医師は本当に少なく、発症前診断はほとんど行われていないことが明らかになりました。ハードルがあっても発症前診断に対応している医療機関もありましたが、2013年当時はそれだけ一般的な遺伝子検査ではなかったということでしょう。

発症前診断は行ったほうがいいかについては、賛成27％、反対7％で、残りのほとんどは躊躇しており、どちらともいえないという意見でした。賛成が反対を上回っていますが、わからないという人はかなり多く、非常に意見が分かれていることがわかりました。

日本には遺伝的差別に関する法律がない——遺伝情報の開示

個人情報保護法とゲノム指針により、本人から遺伝情報の開示を求められたら、本人を特定できない研究以外では速やかに文書にて開示することが定められています（ゲノム指針とは「ヒトゲノム・遺伝子解析研究に関する倫理指針」のこと）。

患者さんに遺伝情報をもっと有効活用していただくには、取得できる個人の遺伝情報は本人によって管理されるべきだろうと思いますし、将来的にはそういう方向に向かうことになるでしょう。

国際的には、遺伝的差別はユネスコは「ヒトゲノムと人権に関する世界宣言」（1997年）、「ヒト遺伝情報に関する国際宣言」（2003年）などで禁止されています。米国は「遺伝子差別禁止法」（2008年）で、カナダ・フランス・ドイツなども遺伝子差別を法律で禁止しています。

現在、日本には、雇用の解雇、保険加入の拒否等における遺伝的差別を禁止する法律がありません。遺伝子差別の問題について議論すること自体が日本では社会的にタブー視されがちで、語られることはほとんどないため、日本に遺伝的差別の禁止法がないことを国会で取り上げにくいのです。

2022年に日本医学会・日本医学会連合、日本医師会は国に対して、遺伝情報・ゲノム情報による不当な差別や社会的不利益を防止するためにできるだけ早い法的整備を要望しています。

現在、日本の保険加入の際には、遺伝子検査の受検やその結果を求めていません。将来、遺伝子検査が一般的になれば、リスクに応じた保険料を求められるなど、遺伝情報で保険の任意加入の逆選択や保険料の設定に大きな影響が生じる可能性があります。

保険会社が遺伝情報を理由に保険金の支払いを拒否することを禁止する法律がなければ、保険会社は遺伝情報を告知されていなかったという告知義務違反を理由に、保険金を支払わない可能性がゼロではないかもしれません。遺伝子検査を受ける前にできるだけ医学的な問題や検討している保険加入や保険内容見直しに関する問題は解決しておいたほうがいいとアドバイスされることもあるかもしれません。

発症前診断を行う病院側の懸念

病院の倫理委員会では、発症前診断について様々な意見があります。発症前診断では実際に病気を治療しているわけではなく、保険診療の枠外で行われていることから、医療の範疇ではない気もします。大学病院の倫理委員会の第一の懸念は、ある意味、病院として発症前診断を行うことが何かに違反していないか、本当に大丈夫なのかということなのです。発症前診断の結果開示をした時に起こりうる事態を完全に予知できず、病院として責任を取れないなら、やるべきではないという意見もあります。また、国立の大学病院で発症前診断を行うことは、発症前診断が国で認められているという既成事実になるため、ほかの医療機関や医療者への影響も考えると、基本的にはやるべきではないという保守的な意見もあります。だからといって、医療機関以外で発症前診断の相談に対応することは難しいでしょう。

発症前診断を行っているある医療者の感想

実際に発症前診断を10年以上やってきた医療者としては、発症前診断が本人にとって実際に役に立っているプラス面は絶対にあると思っています。実際に発症前診断が役に立った人も間違いなくいるので、やって良かったと思うこともあるから、ここまで続けてきたわけです。一方で、本人や家族に及ぼす影響の大きさを総合的に考えると、よかったかどうかがわからなくなることもあります。

発症前診断をやるメリットや意義は、あらかじめ知っておくことで将来の人生に備えられるというのが教科書的な答えです。しかし患者さんには「知る権利」と同じく「知らないままでいる権利」があります。時間がたてば、最終的に自然に露呈してくることを、もっと早い段階で明らかにしたほうがいいと思う人ばかりではありません。十分に検討した結果、発症前診断は受けないで積極的に知らないままでいることを選ぶことも大事な選択肢です。時が来ればいずれ明らかになることを、発症前診断で数年または数十年先を予見する意義はどこにあるのかという点が、発症前診断の難しいところです。特に現時点で予防法や治療法がない遺伝性の神経・筋疾患の発症前診断ではとくに難しいわけです。発症前診断がどんどん進めばいいとは思っている医師ばかりではありません。ちょっと哲学的な話ですが、必要な時に、必要なことが徐々にわかってくるのが人生であり、世の中には急がなくていいことがあるのです。

発症前診断を複雑にしているのは、原疾患の重症度だけではなく、やはり家族などの付随する状況のような気がします。発症前診断を受けないで、その後段階的に発症しても、やはり不安やショック・混乱などは起こるかもしれません。物事は徐々に起これば、より精神的な影響は小さいというものでもないし、より受容が進むわけでもないと思います。たまたま発症前診断をきっかけに、本人や家族が抱えていた潜在的な問題がいろいろ炙り出されることもあります。でも、それは発症前診断をしていなくても、同じような結果になったかもしれません。

自分の家系に遺伝病があるということ自体が、本人や家族にもたらす影響は少なくありません。遺伝性の神経難病の発症前診断となると、ますます影響が大きいでしょう。たとえば成人発症の筋強直性ジストロフィーなどは突然命にかかわることはありませんが、将来日常生活に支障をきたし、仕事もやめることになり、生涯にわたる介護が必要になることが明らかになると、発症前診断のプロセスや結果やもともとの家族の人間関係によっては、離婚や介護放棄に至ることもあるなど家族の人間関係が破綻し、家族が木っ端みじんになるくらいの十分な破壊力があるわけです。

医師としては、患者さんに総合的に良くなる方向に進んでいただきたいわけです。しかし、次回の遺伝カウンセリングまでに考えてきてほしい課題を出しても、本人があまり納得していない感じだと、本当にいい方向に患者さんを導いているのか悩ましく、発症前診断というプロセスを通して医療者側は非常に達成感を持ちにくいのです。また、さまざまな人間関係の葛藤などに医療者側もかなり巻き込まれて、疲弊してしまうこともあります。10年以上発症前診断をやっていても、今でもかなり慎重にやっている感じです。

遺伝性疾患は、医療従事者の間では理解が進む方向に少しずつ向かっていますが、まだまだ社会的には遺伝はタブー視されており、まして遺伝性疾患の発症前診断に対する社会的な許容は進んでいないのが現実です。そういうところは徐々に社会を変えていければいいと思います。遺伝性疾患や発症前診断に対する社会的な理解や許容が進めば、ほかの医療サービスと同じようにもっとプレーンかつニュートラルに発症前診断ができるようになるかもしれません。発症前診断を受けても、ストレスなく暮らせるような社会になってほしいと思いますが、そうなるのは簡単ではないでしょう。

これからは、おそらく今後は医療に予防的介入がどんどん始まってくるなかで、発症前診断は、「予防的医療」という範疇だという気がします。「予防的医療」というとなんとなくバラ色感がありますが、発症前診断は明るい未来をもたらすばかりではない気がします。

第10章 出生前診断、受けますか？

悩ましいケース

（症例①）30歳半ばで妊娠したAさん、赤ちゃんに特定の病気があるかを調べる出生前診断《しゅっせいぜんしんだん》があることを知りました。友人に妊娠したことを伝えると、実はその友人も出生前診断を受けており、彼女の体験談を聞きました。夫からも出生前診断を考えてほしいと言われました。Aさんは友人や夫から勧められるうちに、出生前診断を受けたいと思うようになりました。

（症例②）40歳で不妊治療により妊娠したCさん、夫婦にとって初めての子どもです。子どもを産みたいと思う一方で、妊婦さんの年齢が上がるほど、赤ちゃんに染色体異常がある可能性が高くなることをインターネットで知りました。出生前診断を受けたほうがいいか迷っています。

（症例③）何度か流産の経験があるBさん、30歳半ばで妊娠しました。夫婦は出生前診断を受けるかどうかを迷っており、赤ちゃんの先天異常や染色体異常に詳しい医師と遺伝カウンセラーからカウンセリングを受けました。赤ちゃんの染色体異常が疑われた場合には、最終的な診断のためには流産する可能性がある羊水検査を受けないと確定できないことを知りました。夫婦は話し合い、今回の赤ちゃんはどうしても産みたいので、出生前診断は受けないと決めました。

みなさんがそれぞれの立場だったら、出生前診断を受けますか。

出生前診断で何がわかるのか

出生前診断でわかる赤ちゃんの病気は、染色体数異常と形態異常の2つです。これらは実際赤ちゃんに生まれつき起こりうる病気や異常のごく一部にすぎません。染色体数異常には、本来2本ペアである染色体が3本になるトリソミーや1本のみのモノソミーがあります。出生後も生存できる染色体数の異常は、21番・18番・13番・X・Y染色体に限られるため、通常出生前診断ではこの5つの染色体数異常の有無を調べます。また出生前診断では赤ちゃんの染色体異常があるかどうかはわかっても、具体的な症状やその重症度まではわかりません。

実は、出生前診断で何が分かるかを知らないままで来談する妊婦さんもいます。もちろん、中には自分でしっかり調べて知っている人もいますが。赤ちゃんの先天性疾患の多くは生まれるまで分からないことが少なくありませんので、出生前診断を受けても分からない赤ちゃんの異常の多さを知って、多くの人は驚いたり、あらためて納得する人もいます。

先天性疾患がある赤ちゃんの割合

生まれつき何らかの病気をもって生まれる赤ちゃんの割合は、100人に3〜5人程度です。このような病気を先天性疾患といいますが、主に染色体異常や形態異常などがあります。

出生後の赤ちゃんに染色体異常がある割合は、1000人中8人程度です。病気別には、ダウン症候群は約800人に1人（1・2%）が最も多く、次いで18トリソミーは約6700人に1人（0・15%）、13トリソミーは約1万2500人に1人（0・08%）の割合です。ダウン症候群（21トリソミー）、18トリソミー、13トリソミーの3つのトリソミーは、赤ちゃんの染色体異常全体の3分の2程度を占めると考えられています。

なぜ出生前診断が必要になってきたのか

いつの時代も健康な赤ちゃんを欲しいという根源的な希望がカップルにはあるでしょう。最近は、特に少子化ということもあり、子どもに求める完璧性は以前よりも高まっているように感じます。よりいい子を育てないといけないというようなプレッシャーもあるのかもしれません。それは、もしかしたら結婚相手選びなど、妊娠前から始まっていているのかもしれません。

染色体異数性の原因は、加齢による卵子の染色体分配のエラーです。そのため、染色体異数性のある赤ちゃんが生まれる確率は、妊婦さんの年齢が上がるほど高くなります。やや古い統計ですが、ダウン症候群のある赤ちゃんが産まれる頻度は、妊婦さんの年齢別にみると、妊婦さんが30歳では約980人に1人、35歳では約380人に1人、40歳では約106人に1人程度の確率です。35歳過ぎの妊娠を「高年妊娠」といいますが、40歳の妊婦さんでも、約99％の確率で赤ちゃんにダウン症候群はないので、どう考えるかはその人次第ということになります。

初産の全国平均年齢は1950年には24・4歳でしたが、以後上がり続け、現在では晩婚化が進み、2015年の初産の全国平均年齢は30・7歳です。母の年齢が40歳以上の第一子の出生に占める割合は36・1％となっています（2015年）。赤ちゃんに染色体異常があるかもしれないと不安を抱えたまま妊娠期間を過ごすことは、妊婦さんやその家族にとって大きなストレスになります。出産前にお腹にいる赤ちゃんの状態をできるだけ知っておきたいというニーズがかなり高まっていると思います。

何のために出生前診断を受けるのか

出生前診断を受けることには、3つ意味があると考えられます。

一つは、生まれる前の赤ちゃんの状態（形態や染色体数など）を事前に知ることにより、出産前後の赤ちゃんやお母さんの健康管理に役立てることができます。具体的には、分娩時期や分娩方法の判断材料にもなりますし、出産直後に新生児集中治療室（NICU）で迅速な処置を受けられるように医学的な準備をしたり、適切なケアが可能な専門医がいる病院に転院することもあります。

2つ目に、出生前診断で赤ちゃんに何らかの異常が見つかった場合には、両親は赤ちゃんの異常を受け入れるための心の準備ができます。

3つ目に、胎児に治療法がない重度の障害を伴う染色体や形態の異常が見つかった場合には、妊娠を継続するかしないかの決断するための情報を両親に提供するためでもあります。胎児の障害を理由に中絶を選択することを「選択的人工妊娠中絶」といいますが、母体保護法には胎児の先天異常を理由に選択的中絶を認める、いわゆる「胎児条項」はありませんので、ほとんどの中絶は同法14条1項のいわゆる「経済的理由」による中絶を認めていることに基づいて行われています。

母体保護法により人工妊娠中絶が受けられるのは妊娠22週未満（21週6日）までと決まっているため、通常、出生前診断は妊娠を継続するかしないかの決断のタイムリミットまでに確定診断がつくようにスケジュールを立てることになります。胎児に起こる染色体異常は、妊婦さんの年齢が上がるほど確率が高くなるため、35歳以上の高年妊娠では出生前診断を選択することに蓋然性《がいぜんせい》がありま す。もちろん、高齢妊娠でも出生前診断を選ばない人もいます。赤ちゃんに起こる染色体異常症は、若い妊婦さんにもある確率で起こりますので、若い妊婦さんでも出生前診断を受ける人もいます。

出生前診断を求めるきっかけや理由

インターネットの普及とともにインターネット検索で情報が入手しやすくなっており、出生前診断について漠然とした認識を持っている人は思います。しかし、出生前診断に対するイメージは人によって結構違っていると思います。出生前診断を希望する動機や理由は人それぞれ。本当にいろんなパターンがあります。

・とにかく元気な赤ちゃんが欲しいので、そのためにできることは何でもしたい。

・出生前診断を受けて陰性だと確認して安心したい。
・将来に対する情報を集めたい。
・正確な情報を知って、自分の将来をしっかり考えたい。など。

自分でしっかり情報収集をして出生前診断を希望する人もいれば、逆に情報が多すぎて自分では整理ができず、専門家に交通整理をしてほしいという人もいます。あるいは、誰でも受けるものと漠然と思っている人もいます。さして自分にモチベーションはないけれど、周りのママ友がみんな受けているから自分も受ける、本人はあまり受けたくないが、夫や夫の両親から受けてほしいと言われて他動的に受ける人もいます。友人や職場の人からの勧めれたり、インターネット上の口コミなどをきっかけに出生前診断を受ける人もいます。

超音波検査や母体血清マーカー検査のようなスクリーニング検査で、胎児に異常がある可能性を指摘されて、異常の有無をはっきり診断するための出生前検査を勧められる妊婦さんもいます。産婦人科外来などには出生前診断の掲示があることもあれば、心配な人の多くは助産師さんなどに出生前診断について尋ねることもあるでしょう。きっかけは人それぞれですが、出生前診断はかなりの確率で妊婦さんたちの話題に上っていると思います。

出生前診断を受ける前の遺伝カウンセリング

出生前診断を受ける人は、その前に遺伝カウンセリングを受けることになります。赤ちゃんの先天異常や染色体異常について十分な知識があり、かつ出生前の遺伝カウンセリングの経験が豊富な医師や遺伝カウンセラーが遺伝カウンセリングを行います。

遺伝カウンセリングでは、カップルが出生前検査を考えるにあたり必ず知っておくべき情報を提供し、自ら意思決定できるように支援を受けることができます。カウンセリングの内容には胎児に起こりうる疾患や頻度・特徴などの医学的情報だけでなく、社会的な支援体制、倫理的課題、出生前検査の対象疾患、可能な週数、検査方法、結果までの所要日数、陽性時の対応など、広範囲にわたる情報が含まれます。少なくとも30～60分は要します。

その際、出生前診断を受けないといけないと思っている人の漠然とした不安に焦点をあてていきます。その人が何に対して、どんな不安を感じているのか、不安の対象やその性質を明確にしていきます。また、ある程度対処できる不安と対処できない不安を明確にしていきます。たとえば、知識不足のために生じている不安なのか、赤ちゃんの障害が分かったら相手の両親がどう思うだろうかなど家族関係や夫婦関係に影響するかもしれない不安なのか、障害を持つ子どもの養育についての不安なのかなど、その不安の対象や本質を明らかにして、その本質に対応することによって不安の解消ができるかもしれないということです。

遺伝カウンセリングを受けたあと、不安の対象や性質が明確になったときの反応は個人差が大きく、漠然とした不安よりもある程度はっきりした不安の方が対処しやすいという人もいれば、逆に不安が明確になったことによってさらに不安が増すという人もいるかもしれません。

出生前検査では何をするのか

一般的には出生前診断というと、「羊水検査」や「母体血清マーカー検査」をイメージする人が多いでしょう。実は、多くの妊婦さんが受けている「超音波検査」も出生前検査のひとつです。超音波検査は通常の妊婦健診の中に組み込まれているため、出生前診断と意識しないうちに受けていることが多いのです。実際には出生前診断といっても、いろいろな検査法があるということをまず知ってほしいと思います。

出生前診断は大きく2つに分けられます。赤ちゃんに異常がある可能性を推定するスクリーニング検査と、赤ちゃんに何らかの異常が疑われるときなどに行う確定的検査の2つです。スクリーニング検査には、「超音波検査」や「母体血清マーカー検査」、「NIPT（母体血用いた出生前遺伝子検査）」などがあります。スクリーニング検査の種類ごとに調べられる病気や受けられる時期（妊娠週数）、検査の精度、結果までの所要日数などが少し異なります。

確定的検査には、「羊水検査」や「絨毛《じゅうもう》検査」があります。確定的検査を行うのは、超音波検査や母体血清マーカー検査などのスクリーニング検査で染色体異常の可能性が高いと指摘された場合などに、胎児に本当に異常があるかを確定診断したい場合などです。

子宮に針を刺す羊水検査や絨毛検査では、流産や胎児死亡などの合併症のリスクを伴います。一般的合合併症のリスクは、羊水検査では300～500人に1人（0・2～0・3％）。絨毛検査では

100人に1人（0・1％）とされていますが、実際には医療機関や医師の熟練度や経験によって若干異なります。確定的検査の種類ごとに受けられる時期（妊娠週数）、赤ちゃんのリスクなどが少し異なります。

出生前のスクリーニング検査

母体血清マーカー検査

妊婦さんから採取した血液中に含まれる胎盤由来のタンパクやホルモン濃度を調べます。母体血清マーカー検査には、検査項目が3種類のトリプルマーカー検査と検査項目が4種類のクアロトマーカー検査があります。胎盤由来のタンパクやホルモンの濃度の値は染色体異常（21トリソミー、18トリソミー）、神経管閉鎖不全症（二部脊椎や無脳症など）と相関があることが経験的に分かっています。その値に年齢や糖尿病の有無などのデータを加えて、妊婦さんごとの21トリソミー、18トリソミー、開放性神経管奇形という3つの疾患の可能性を推定することができます。母体血清マーカー検査はスクリーニング検査で、確定診断ではありません。

母体血清マーカー検査で、結果は分数で示され、疾患ごとの基準となる確率（カットオフ値）と比較します。たとえば、クアトロテストでのダウン症候群のカットオフ値は295分の1ですが、これは29〜30歳の妊婦さんで赤ちゃんにダウン症候群がある確率です。つまりカットオフ値よりも自分の確率が高ければ、陽性となり、カットオフ値よりも少しでも確率が低ければ陰性となります。陽性・

陰性という表現はインパクトがあり、カットオフ値を境に大きな差があるようにイメージされるかもしれませんが、実際には値は連続的に存在しています。

高年妊娠では、母体血清マーカー検査では実際には胎児に染色体異数性はないのに誤って陽性となる「偽陽性」になる可能性が高くなる点に注意が必要です。

母体血清マーカー検査の結果が陽性のときは、赤ちゃんの状態をもっと詳しく知るために、羊水検査などの確定的検査が推奨されます。少しだけ確率が高くて、ぎりぎり陽性となった場合、羊水検査を受けるかどうかは、年齢別の染色体異常の出生頻度をよく考慮して決めるといいでしょう。

母体血清マーカー検査は妊娠15~17週で受けることができ、結果までに10日ほどかかります。また保険適用にならず、全額自己負担です（費用は医療機関により異なり、通常2~3万円程度です）。

超音波検査（エコー検査）

産科では日常的に超音波検査が行われており、赤ちゃんが見えてきた段階から確実に出生前診断が始まっています。妊娠8週頃には妊娠の自覚がないことが多く、超音波検査でもまだ赤ちゃんは見えないのですが、10週頃にはようやく赤ちゃんが見えてきます。その頃にはだんだん超音波の画像も赤ちゃんらしくなり、命がお腹にいることを自覚するようになります。お母さんは、赤ちゃんが見えてうれしいわけですが、単に赤ちゃんが見えるというだけではなくて、リアルタイムな形態や羊水量、各臓器の大きさ、左右対称性、発育などを医師は見ているわけで、診断的なアプローチが必ず入っています。超音波は液体の中をよく通る性質がありますので、羊水中に浮かぶ赤ちゃんの形態をよく観察できます。

11〜13週頃の超音波検査で見つかる特徴的な所見の1つとしてNT（Nuchal Translucency、ヌーカル・トランスルーセンシー）があります。NTというのは頸《くび》の透明性という意味で、超音波上で赤ちゃんの後頸部《こうけいぶ》に透明に見える部分のことです（透明といっても、実際の超音波では黒く見えます）。超音波上でNTが3・5ミリを超えるとNTが肥厚《ひこう》している（後頸部浮腫がある）とされます。NT肥厚はダウン症候群などの染色体異常が高率にみられることが統計的に分かっています。しかし、健康な赤ちゃんでも11〜13週にはリンパ管の発達途上なので、赤ちゃんは10〜11週に超音波上で赤ちゃんの後頸部に水が溜まって見えることがよくあります。発達が進むにつれて、自然に消えていきます。NT肥厚以外にも、胎児水腫といって赤ちゃんのむくみがひどい場合には、その原因を突き止めるために、医師から羊水検査を勧められることもあります。

11週頃の赤ちゃんはかなり小さいので、超音波ビームの入射角度によって計測値が変わってきます。日本産婦人科学会は、胎児超音波の専門的なトレーニングを積んだ医師以外は、むやみにNT計測を行ったり伝えたりするべきではないのではないとしています。また、NTの計測方法や計測結果をいかに伝えるかは慎重であるべきで、遺伝カウンセリングを受けていない段階で伝えることを戒めている傾向があります。

国内に超音波検査の機器自体は相当普及していますが、赤ちゃんの形態異常を詳細に診断できる精密な胎児超音波検査（胎児精密エコー検査）をできる医師はたくさんいるわけではありません。胎児精密エコー検査はある一定以上の超音波検査の技術を持っている胎児エコー検査の専門医の資格を持つ医師に本来はやってもらうべきで、実は簡単にできる検査ではありません。NT肥厚を指摘されたケースでも胎児エコー検査の専門医が見ると「むくみは全然なかった」ということもあり、NT肥厚を指摘されたら、胎児精密エコー検査が可能な施設を受診しなおしたほうがいいかもしれません。

超音波検査には出生前診断につながる側面がありますので、軽い気持ちで超音波検査をするべきではありません。超音波検査で形態異常が見つかっただけでは、必ずしも染色体異常があることを意味していません。超音波検査はあくまでスクリーニング検査で、確定診断にはなりません。超音波検査の結果から染色体異常が疑われる場合は、確定的診断として赤ちゃんの染色体検査が必要になることもあります。

超音波検査の結果について最初に何を伝えるかは医師に慎重な判断が求められます。超音波検査で赤ちゃんの異常を指摘されると妊婦さんや家族には大きなショックや混乱が生じ、その後ずっと心配でしょう。検査のたびに結果が大きく違う場合は、「どの結果が本当か」「どの結果を信じたらいいか」と不安が増すでしょう。医師が一度言ったことを修正するのは難しいのです。

新型出生前検査（NIPT）

2011年に米国で始まり、日本では2013年に産婦人科学会から認定を受けた施設で臨床研究として始まりました。DNA断片を次世代シークエンサーで高速での解析が可能になったことにより、妊婦さんから採血を行い、血液中にある胎盤由来の微量な赤ちゃん由来のDNA断片を集めて、染色体異常がない場合と比較して染色体異常の有無を高精度に検出できるようになりました。どの年齢の妊婦さんでも、母体血清マーカー検査よりも染色体異常を高精度に検出できますが、あくまでスクリーニング検査です。NIPTで陽性の場合でも、実際には染色体異常のない赤ちゃんにもかかわらず陽性となる偽陽性が起こる可能性があるため、羊水検査などの確定的検査を受けることが必須とされています。

NIPTでは、羊水検査が必要ではない妊婦さんを高精度に絞り込むことが可能になり、結果的に羊水検査の合併症のために流産や胎児死亡になる赤ちゃんを減らせるメリットが期待されています。実際にNIPTが始まって、羊水検査の数は2015年をピークに、2019年には2014年と比べて35%減少しました。

NIPTでは、まれに判定保留という結果になることもあり、その場合は再検査を受けることができます。

羊水検査

赤ちゃんは代謝が活発で、羊水を飲み込み、消化管で吸収して、おしっこやげっぷなどをしているので、羊水中には赤ちゃんの羊水細胞や皮膚細胞などが浮かんでいます。羊水検査は16週以降に可能で、超音波で赤ちゃんや胎盤の位置を観察しながら、赤ちゃんや胎盤を傷つけないように、慎重にお腹に細い針を刺して羊水を採取します。その後、羊水中から赤ちゃん由来の細胞のみを集めて、シャーレ上で培養して細胞が増えた段階で、顕微鏡で染色体を観察します。羊水検査では、赤ちゃんの細胞にある染色体を直接見ることができますので、スクリーニング検査とは異なり、染色体異数性については確定診断ができます。羊水検査では得られる赤ちゃん由来の細胞数が少ないため、細胞を培養する必要があり、結果が出るまでに通常約2週間かかります。

羊水検査はお腹に針を刺す検査のため、流産やお腹の中で赤ちゃんが死亡する合併症のリスクがある点が、採血だけで可能な母体血清マーカー検査やNIPTとは異なります。また子宮に針を刺すため、子宮内に感染のリスクもゼロではありません。羊水検査では流産と感染を合わせて約200〜300人に1人の割合で合併症リスクがあります。

子宮筋腫や胎盤の位置、過度の肥満などによっては視界不良など技術的な困難のために、両親からの希望があっても羊水検査をできないこともあります。

費用は保険適用にならず、医療機関により異なりますが、自己負担が10〜20万円程度かかります。結果が出るまでに2週間程度かかります。

羊水検査で染色体異常が確定した場合、母体保護法により妊娠22週未満（21週6日）までに決断というタイムリミットがありますので、迷うだけの時間的余裕をもって羊水検査を受けることも大事です。妊婦さんの経験によっては、羊水検査前後で妊娠を継続するかしないかの選択が変わることもあります。一度でも流産や人工妊娠中絶を経験している妊婦さんでは、人工妊娠中絶を選択すれば、再び痛みを伴う処置を経験することになることから、妊娠前の意思とは異なり、羊水検査がどんな結果であっても産みたいという気持ちに変化することもあります。

羊水検査では染色体数異常の有無はわかりますが、その重症度や出生後の変化まではわかりません。胎児超音波検査の専門家に赤ちゃんの臓器の形態異常を診てもらえば、重症度を知ることに役立つ可能性があります。また、染色体数異常に詳しい小児科医から出生後の情報をもらうことも役立つでしょう。

絨毛検査

胎盤の外側には絨毛《じゅうもう》と呼ばれる細い糸状の組織が密生していて、絨毛を通して赤ちゃんは母親の血液から酸素と栄養をもらっています。絨毛組織は100％が赤ちゃん由来の組織ではないものの、赤ちゃん由来の組織がかなりたくさん採れる検査法です。絨毛検査は10～14週に可能で、羊水検査よりも早い週数で検査ができます。絨毛検査では絨毛組織の一部を直接採るため、ある程度熟練した医師でないと技術的に難しく、可能な施設は羊水検査よりも少ないのが現状です。早い週数で実施する絨毛検査では、流産などの合併症のリスクは100人に1人の割合（1％）と、羊水検査よりも少し高くなります。絨毛検査で採れる細胞数は、羊水検査よりも多く取れるため、遺伝子検査などに向いています。

異常核型と正常核型が混在している状態をモザイクといいます。絨毛検査で染色体数異常のモザイクが見つかったら、羊水検査で再度確認する必要があるとされています。

確定的検査に伴う精神的な負担と葛藤

羊水検査や絨毛検査などの確定的検査の結果次第では、妊娠を継続するか、継続しないかを選択することを伴う可能性があるわけです。赤ちゃんの生命を選択することには様々な葛藤や大きな精神的負担を伴います。特に妊婦さんには精神的負担が大きいとされています。パートナーは妊娠という実体験を伴わないため、妊婦さんと共有できることには限界がありますが、パートナーと十分な情報共有することで妊婦さんの精神的な負担を軽減できるとされています。

羊水検査にかかわる精神的な負担や葛藤は、妊娠16週から22週までの出来事なわけです。母体保護法では人工妊娠中絶手術が受けられるのは妊娠22週未満（21週6日）までなので、妊娠を継続するかしないかはいつまでも悩むわけにいかず、タイムリミットがあります。出生前の遺伝カウンセリングに関わる医療者は、時間が限られている中で動かないといけないことに伴う難しさがあります。

欧米とは異なり、日本の母体保護法には胎児条項がありません。つまり、妊婦さん側の理由では人工妊娠中絶を認めていますが、障害や病気があるという赤ちゃん側の理由では人工妊娠中絶を認めていません。日本の人工妊娠中絶件数は微減傾向にあるものの、２０２０年は年間14万５３４０件の人工妊娠中絶が行われているわけです。

安易に中絶する夫婦など存在しません。みな悩みに悩んだ末の選択です。

羊水検査の遺伝カウンセリング

個々の夫婦が置かれた状況はそれぞれに異なり、かつ複雑です。夫婦も医療者も複雑な状況をどのように解決すればいいのか絶えず苦闘しています。

妊娠に関わる出生前診断や遺伝カウンセリングは保険適用にならないので、経済的な制約があるかもしれません。つまり、夫婦に経済的余裕があるかどうかで、出生前診断を受けるか受けないかという選択が異なる可能性があります。医療として提供している以上、医療者側は価格に見合うだけの情報提供をしようと努力しています。一人で悩むよりも、専門家と一緒に考えるほうが、どういう結論になっても、結果をある程度受け止めやすいと思います。

出生前診断を受ける前の遺伝カウンセリングでは、もし胎児に染色体数異常がみつかったらどうするかをカップルに伺い、事前にカップルでよく話し合うことを勧めています。

ダウン症候群とは

実際にこれまでにダウン症候群のあるお子さんを身近に見たことがある人とそうでない人とでは、具体的なイメージがあるかないかによって、かなり受け止め方が異なります。

通常ダウン症候群のあるお子さんは、21番染色体が1本多く、3本あります。21番染色体上に存在する遺伝子量が過剰にあるために、生まれつき心臓や消化器系の異常、成長の遅れや知的な遅れなどを生じます。症状の程度には個人差があり、出生後に亡くなることもありますが、大半の方は成人します。医学的な進歩により、ダウン症候群の合併症に対処できるようになった結果、平均寿命は今では60歳に達するとされています。

発症前診断へ

遺伝カウンセリングは解決支援であって、当事者の代わりに医療者が問題を解いてあげられるわけではありません。なかには夫婦の代わりに医療者に問題を解決してもらい、どうするべきか決めてほしいと期待している人もいるかもしれません。でも最終的には本人や夫婦で引き受けないといけないことは明らかです。妊婦さんや夫婦が悩まなくてもいいように、代わりに医療者に問題を解いてもらい、誘導してもらうほうが楽なように見えても、結果的に誘導されたことを後々後悔するかもしれません。それではいい結果にはつながらないと思います。結局のところ、辛い中でも十分考えていただいて、どんな結果ならどう対応するかということを事前に十分考えていただくことが大事なのです。

おわりに——遺伝カウンセラーとして

わたしは大学病院で遺伝カウンセラーとして働いて約10年になります。普段は主に遺伝性のがんに直面された方やご家族、先天異常に不安を抱える妊娠中のカップルにお会いして、十分にお話をうかがい、遺伝医学や検査などについて最新かつ正確な情報や検査を提供し、患者さん自らが決断できるように支援しています。仕事の現場では、異なる領域にわたる特有の難しさを日々感じています。

たとえばひとたび遺伝性疾患があると診断されると、本人のみならず血縁者にも影響するため、本人には血縁者に伝える努めが求められます。また将来がんを発症するかもしれないことへの不安、検診が生涯にわたるであろうことへの経済面・心身面への負担や子どもなど血縁者に遺伝している可能性などが心配になるでしょう。そして、いつどのように子どもに伝えるかという課題にも直面します。

受け止め方は人それぞれで、遺伝性疾患があると早くわかってよかったと考える人もいれば、いつがんになるのか不安が先行する人もいます。遺伝性疾患があるとわかったことが人生を見直すきっかけやターニングポイントになったという人もいます。

現在、多くの遺伝性のがんでは定期的ながん検診などによる早期診断の予防方法が確立していますが、効果的な予防法や治療法が確立していない遺伝性疾患もあります。

今回、予防法や治療法もない進行性の遺伝性難病の遺伝カウンセリングや遺伝子検査に長くかかわってきた臨床遺伝専門医から貴重なお話をうかがう機会を得て、遺伝カウンセラーとしての私自身の経験もふまえながら第Ⅱ部を編纂いたしました。将来100%の確率で発症、進行するにもかかわらず、予防法や治療法もない遺伝性難病の遺伝子検査に向き合う患者さんやご家族の課題をどう支援すれば真に寄り添うことになるのか、私も本当に悩ましく思います。

遺伝カウンセラーは、遺伝性という一つの側面にスポットライトを当てて患者さんを理解し、よりよい選択ができるように一緒に考える仕事です。それには患者さんを深く理解できるように、もし相手の立場だったらと想像する力、心理学の知識も求められます。限られた時間でお話を十分聞く技術、夫婦や家族間でさえも普段話さないような微妙なテーマについて話し合う難しさ、正解のない問題に向き合う難しさがあります。遺伝医療の課題にはどれも簡単な答えはないのです。遺伝医療の分野は日進月歩で、新たな知識の習得やアップデートも必須です。一般医療とは異なり、患者さんだけでなくご家族やお子さんまで長いお付き合いになることもあります。

そうした答えのない困難な問題を読者の皆さんにお伝えし、みなさんが当事者であってもなくても、当事者や家族であればどうすればよりよい選択ができるかを想像し考えるヒントにしていただきたいと思って書きました。この本を役立てていただければ幸いに思います。

2023年2月

青木美保

【著者】**田口淳一**…たぐち・じゅんいち…

ミッドタウンクリニック院長。臨床遺伝専門医。東京大学医学部附属病院助手、宮内庁侍従職侍医等を経て現職。日本人間ドック学会遺伝学的検査アドバイザー育成事業委員会委員、日本内科学会総合内科専門医他。
主著：『名医に聞く あきらめないがん治療』（ブックマン社）、青木美保との共著・監訳・解説：『遺伝性乳がん・卵巣がんと生きる』『再発・転移性乳ガンを生きるための100の質問』（ともに彩流社）他。

【著者】**青木美保**…あおき・みほ…

帝京大学医学部附属病院帝京がんセンターの遺伝カウンセラー。遺伝性乳がんなどの遺伝性腫瘍、オスラー病、出生前診断などの遺伝カウンセリングに従事。お茶の水女子大学大学院遺伝カウンセリングコース修士課程修了。
編訳『生きるための乳がん』（三一書房）、『遺伝性乳がん・卵巣がんと生きる』『再発・転移性乳ガンを生きるための100の質問』（ともに田口淳一との共著、彩流社）。

遺《い》伝《でん》子《し》検《けん》査《さ》のモラル

二〇二三年三月二一日　初版第一刷

著者——田口淳一・青木美保
発行者——河野和憲
発行所——株式会社 彩流社
〒101-0051
東京都千代田区神田神保町3-10
大行ビル6階
電話：03-3234-5931
ファックス：03-3234-5932
E-mail：sairyusha@sairyusha.co.jp
印刷——明和印刷株式会社
製本——株式会社村上製本所
編集——出口綾子
装丁——仁川範子

ISBN978-4-7791-7105-5 C0336
http://www.sairyusha.co.jp